三訂
失語症の人と話そう
失語症の理解と豊かなコミュニケーションのために

編集：NPO法人
言語障害者の社会参加を
支援するパートナーの会　和音

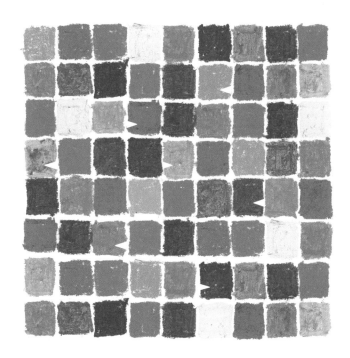

中央法規

三訂版に寄せて

　本書の初版は 2004（平成 16）年に刊行され，2008（平成 20）年の改訂版を経て，今なお多くの方々に読み継がれています。20 年もたったことに感慨を覚えるとともに，読者の皆様に深く感謝いたします。

　初版刊行の翌年に NPO 法人としてスタートした和音は，失語症の人とのコミュニケーション方法の普及を中心に，失語症についての正しい知識の啓発と失語症の人の社会参加の支援を目指してきました。その理念は，初版から改訂ごとに受け継がれ，本書にも反映されています。第 4 章は，当法人が特に力を入れている部分です。初期の頃の失語症会話パートナー養成講座で試行錯誤を重ねた内容を活字にしたもので，今回もほとんど変更がありません。

　失語症の人をとりまく社会環境には，この 20 年でいくつもの変化がありました。障害者総合支援法，障害者差別解消法，障害者情報アクセシビリティ・コミュニケーション施策推進法など法整備が進み，就労支援への取り組みも進みました。2018（平成 30）年には，国の「失語症者向け意思疎通支援事業」が始動しました。「失語症者向け意思疎通支援者」という公的な支援者を得たことは，失語症の人への福祉の大きな一歩といえるでしょう。

　法の整備が進んだとはいえ，それではどのように失語症の人を支援すればよいのでしょうか。具体的にはまだ十分理解されているとはいえません。失語症の人とかかわりのある方には，是非本書を手に取って，コミュニケーションの方法を身につけていただきたいと念じております。

　また，情報機器の普及で情報伝達の方法も多様化しています。コミュニケーションは人と人との共同作業であることに変わりはありませんが，その媒体のデジタル化は避けて通れない社会の変化です。失語症による困難を補うことができるさまざまな機器も開発されています。今回の改訂では，このような変化に対応する支援方法にも触れました。

　第 5 章には，会話パートナーや意思疎通支援者として活動されている方々に思いを綴っていただきました。また，実際に支援を受けた失語症の方の声も掲載しています。

　今回の改訂にあたって，これまで和音の活動にご協力いただいた会話パートナーの皆様と言語聴覚士の皆様，それから，楽しい時間を共有しつつ大切な気づきを与えてくださった失語症の皆様，直接，間接にかかわらず和音の活動を支援してくださった皆様に厚く御礼申し上げます。とくに中央法規出

版の寺田真理子さんと仁科えいさんには，ときに厳しく，ときに優しく，ひとかたならぬお世話になりました。紙面を借りて，御礼申し上げます。

2024（令和6）年6月
　　　NPO法人 言語障害者の社会参加を支援するパートナーの会 和音
　　　　　　　　　代表　宇野　園子

改訂版に寄せて

2004（平成16）年8月に初版が刊行されてから3年あまりが経過し，本書は当初の予想をはるかに超え多くの方々にご購読いただきました。これまで，一般の人向けに失語症の人とのコミュニケーション方法を具体的に解説する書籍が無かったため，失語症の人のご家族や医療・介護職をはじめ，失語症の人とのコミュニケーションに困っていた多くの方々が本書を手に取って下さったのだと思われます。

またこの間，「失語症会話パートナー」についても広く関心が寄せられるようになり，各地で会話パートナーの養成が広がりつつあります。その際にも本書がテキストとして活用されているのは嬉しいことです。

一方この3年の間に，医療や福祉の制度に何度か改変が行われたため，初版で解説していることが現行の制度と合わなくなっている部分が出てきました。また会話パートナーの養成が進んだことで，新たに紹介したい事例が出てきたこともあり，今回それらの部分を中心に改訂を行うことにしました。

初版の編者である地域ST連絡会・失語症会話パートナー養成部会は，会話パートナー養成をはじめ，言語障害のある人を支援する活動をさらに発展させ，確実なものにするために，2005（平成17）年4月に「NPO法人 言語障害者の社会参加を支援するパートナーの会 和音」として再出発しました。和音の活動についての詳細は編者紹介をご参照下さい。

2001年にWHOがICF（国際生活機能分類）を発表して以来数年が経過し，日本でもようやく，「生活」や「社会参加」を重視するリハビリテーションの考え方が浸透してきました。地域で奮闘していた言語聴覚士たちが，力を合わせて手探りで始めた活動に，強力な理論的支柱が添えられ，歩んでいる方向に光がさしてきたという思いを深くしています。

初版の改訂にあたっては，新たに活動に参加されるようになった多くの会話パートナーの方々の協力を頂きました。また，中央法規出版の寺田真理子さんには，適切なアドバイスで，遅れがちの作業を常に引っ張っていただき，何とか改訂にこぎつけることができました。ここに紙面をお借りして感謝の念をお伝えいたします。

2008（平成20）年5月

　　　　　　NPO法人 言語障害者の社会参加を支援するパートナーの会 和音
　　　　　　　　　　　　　　　　　　　　代表　田村 洋子

はじめに

　脳卒中などの脳血管障害や事故などの後遺症によって，言葉をつかさどる脳の一部がうまく働かなくなったために，言葉を操る能力に障害が残った状態を失語症といいます。失語症の人はコミュニケーションの道具である言葉を思うように使えなくなるために，日常の何気ない会話も不自由になります。多くの方が職業や学業を続けられなくなりますし，趣味活動やそのほかの社会活動への参加も難しくなります。障害が重いと，家族ともコミュニケーションがうまくとれなくなりますし，友人と飲んだり話したりする機会も減ってしまいます。そのうえ，それらの困難さを説明したり訴えることも，思うようにできません。ですから周囲の人から誤解を受けたり，無視されたりすることも多いのです。現在そのような方々は全国で 30 万人以上いるといわれています。

　失語症をできるだけ回復させるために，必要なリハビリテーションを担当するのが言語聴覚士(ST)です。失語症の回復には年単位の時間が必要です。そして長期にリハビリテーションを行っても残念ながら完治することは難しく，多くの方が障害を残したままその後の人生を送らねばなりません。

　これまで失語症のリハビリテーションは，本人に頑張ってもらって少しでも言語機能を良くしよう，ということを中心に行われてきました。そして残った障害については，つらいだろうけれど残った力であれもこれもできるのだから頑張れ，という本人に対する「頑張れコール」に終わっていたことは否めません。そして，病院を退院して家庭に戻ると，参加できる活動も少なく，家に閉じこもってしまう例が多く見受けられます。退院とともに介護保険施設のデイサービスやデイケアなどを紹介され通所を始めたものの，コミュニケーションの難しさから周囲になじめず，結局通所をやめてしまう，という例も数多くあります。私たち地域リハビリテーションにかかわる言語聴覚士は，言語機能の改善という狭い枠組みではなく，失語症の人の生活の再建をめざすリハビリテーションを行ってきましたが，失語症の人の社会参加の場を広げるには，本人や家族への働きかけだけでは限界があることを感じてきました。

　近年，障害者をとりまく環境のほうがきちんと整えば，つまりバリアを取り除けば障害のある人も障害のない人と同じように社会に参加していけるのだ，というバリアフリーの考え方が普及してきました。公共の建物は車いすの人のために段差をなくしたり，利用者の多い駅ではエレベーターが設置さ

れるなど，バリアフリー化が進められています。

コミュニケーション障害のある人が社会に参加するためには，コミュニケーションのバリアフリーが必要です。失語症の人は，例えばタクシーに乗ることはできても行く先を告げられないとか，文字に書いて示そうにもなかなか文字を思いだせない，人に援助を頼むための言葉さえうまく言えない，いろいろな案内が読めないなど，一歩社会に出ようとするとバリアだらけなのです。聴覚障害については手話通訳や要約筆記というバリアフリーのための手立てがあります。ところが同じコミュニケーション障害でも，失語症については何の手立てもありませんでした。東京の地域ST連絡会の中では失語症の人の不自由なコミュニケーションを助けてくれる人，聴覚障害者にとっての手話通訳のような人が社会の中に必要だということが議論されていました。

そのような中，1998年アメリカの学術専門誌 *APHASIOLOGY* に，カナダのオーラ・ケーガンという言語病理学者が失語症の人のための会話パートナーの養成を行っているという論文を発表しました。この考え方に注目した地域ST連絡会の言語聴覚士数名が，カナダのトロントにあるケーガン論文の対象施設，パットアラトー失語症センターを見学し，会話パートナーの活躍ぶりに感銘を受け，日本でもそのような人々を養成したいと考えるに至りました。そこで帰国後，地域ST連絡会で日本でも会話パートナーの養成を始めよう，と呼びかけたところ，20人の言語聴覚士が結集し，失語症会話パートナー養成部会が発足しました。ケーガンの考え方をもとに，日本の実情に合った養成方法を検討し，テキストを作成しました。そして2000（平成12）年10月に第1回「失語症会話パートナー養成講座」を開講し，以後毎年1回開講しています。「失語症会話パートナー」とは，失語症の人がかかえる悩みや生活の不便さを理解し，スムーズにコミュニケーションができるように社会との橋渡しとなる支援をする人のことです。

この活動が次第に知られるようになり，全国から問い合わせや講演依頼をいただくようになりました。また，失語症の人のご家族や職業上失語症の人とかかわる介護職の人たちからも，失語症の人とどうやってコミュニケーションをとったらよいかわからないので，この講座で使っているテキストを欲しい，という声が数多く寄せられました。しかし，このテキストは講習会で使うためにつくられたものなので，言語聴覚士の指導がないとわかりにくい部分もあり，読んだだけでやりとりの仕方がわかるようにはなっていませんでした。またこの間講座をとおして，一般の人は失語症についてどのよう

なことがわかりにくいのか，コミュニケーションをとる場合どのようなことが難しいのか，ということがより具体的にわかってきました。

そこでこのような家族や介護者の切実な願いにお応えし，また一般社会の中にも失語症のことを理解して，失語症の人と上手にコミュニケーションがとれる人が増えることを願い，改めて本書を編集しました。私たちはコミュニケーションというものは，その性質上，実際にやりとりしてみないとわからないという考えをもとに演習・実習を重視する講座を始めました。それを紙面だけで読者にお伝えできるのか，という根本的な問題を何とかクリアし，「読めばわかる」という地点に着地するよう，とくに第2部は練習問題を多くするなど工夫を重ねました。本書の題名「失語症の人と話そう」は，第2部がこの本の眼目であることを表しています。

失語症の人と上手にコミュニケーションをとるためには，まず失語症の人の「思い」を知りたい，という真摯な気持ちが大切です。そして失語症についての正しい知識に基づいたコミュニケーション技術を習得することが必要です。第1部では失語症とはどういう障害なのか，失語症のリハビリテーションの現状，失語症の人の抱えるさまざまな問題について解説しました。第2部では失語症の人との実際のコミュニケーションはどのようにすればよいのかが習得できるように，問題や練習に取り組んでいただき，それを解説するというかたちにしました。また，上記の会話パートナー養成講座を受講した人たちの体験を事例集というかたちでまとめ，活動の実践例として参考にしていただけるようにしました。

家族が失語症になり，これからどうすればよいのかと暗中模索の方はまず第1部からお読みになり，失語症についての大まかな知識をもってください。医師や言語聴覚士から説明を受けるときの参考になると思います。そして第2部でやりとりの方法をマスターして本人と接すれば，失語症の人は安心して療養やリハビリテーションに励むことができるでしょう。すでに失語症について勉強している方々は第2部から開いて，問題や練習に取り組みながら第1部を振り返って知識の確認をする，というやり方もよいでしょう。

本書を参考に，多くの方が失語症について理解を深められ，失語症の人が家族や社会の一員として，再び社会に参加するための支援者となっていただくことを願ってやみません。

地域ST連絡会

2004（平成16）年8月　　失語症会話パートナー養成部会

代表　田村　洋子

目　次

三訂版に寄せて
改訂版に寄せて
はじめに

第1部　失語症についての基本的知識

第1章　失語症って何ですか? ……………………………………2

　第1節　失語症の原因 ……… 2
　　1　原因 … 2
　　2　大脳の働きと言語中枢 … 3
　第2節　失語症の特徴 ……… 6
　　1　「聞く」… 8
　　2　「話す」… 9
　　3　「読む」… 13
　　4　「書く」… 14
　　5　「数字や計算」… 15
　第3節　失語症のタイプ ……… 16
　　1　ブローカ失語（運動性失語）… 16
　　2　ウェルニッケ失語（感覚性失語）… 16
　　3　失名詞失語（健忘失語）… 17
　　4　全失語 … 17
　第4節　失語症と一緒に起こりやすい症状 ……… 18
　　1　右片麻痺 … 18
　　2　見え方の障害（視野障害・右半側無視）… 19
　　3　高次脳機能障害と関連する症状 … 20
　　4　健康上の問題 … 22
　第5節　病前と同じように保たれる側面 ……… 23
　　1　社会的礼節 … 23
　　2　その人らしい人格 … 23
　　3　記憶 … 24
　　4　状況判断 … 24
　　5　その他 … 24
　第6節　失語症と間違えやすい他の障害 ……… 27
　　1　運動性構音障害 … 27

　　　2　失声症 … 28
　　　3　認知症 … 28
　　　4　原発性進行性失語 … 28

第2章　リハビリテーションと社会資源の活用 ………………31

　第1節　失語症リハビリテーションの目的 ……… 31
　　　1　言語機能の回復 … 32
　　　2　コミュニケーション方法の確立 … 32
　　　3　心理的サポート … 32
　　　4　社会参加への支援 … 33
　第2節　入院中のリハビリテーション ……… 34
　　　1　リハビリテーションの流れ … 34
　　　2　リハビリテーションにかかわるスタッフ … 36
　　　3　急性期のリハビリテーション … 36
　　　4　回復期のリハビリテーション … 38
　第3節　退院後の生活 ……… 41
　　　1　施設・制度の利用 … 41
　　　2　社会参加 … 42
　　　3　就労支援 … 43
　第4節　福祉サービスの基礎知識 ……… 46
　　　1　介護保険制度 … 46
　　　2　障害福祉サービス … 47
　　　3　障害年金 … 51
　　　4　民間による支援 … 51

第3章　失語症から起こるさまざまな問題 ……………………53

　第1節　障害が理解されにくい ……… 54
　第2節　交流が少なく，孤立しがち ……… 56
　　　1　コミュニケーションがうまくとれない … 56
　　　2　会話の機会が少なくなる … 57
　　　3　情報が届かない … 57
　　　4　外出が困難になる … 59
　　　5　人との交流の機会がない … 59

　　　　　6　孤独である … 60

　第3節　自分に自信がもてない ……… 61
　　　　　1　人生計画が狂う … 61
　　　　　2　役割が変化する … 61
　　　　　3　自分に自信がもてない … 62

　第4節　家族の悩みも大きい ……… 63
　　　　　1　毎日が推測 … 63
　　　　　2　家族に何かが起こったら … 64
　　　　　3　家庭内での役割の急な変化 … 65
　　　　　4　就労や子育て … 66
　　　　　5　精神的ストレス … 67

　第5節　失語症の社会的課題 ……… 68
　　　　　1　失語症は正しく理解されていない … 68
　　　　　2　障害者差別解消法があっても … 68
　　　　　3　障害者雇用が進んでも … 69
　　　　　4　身体障害者手帳の等級が低い … 70

第2部　会話のスキルアップ
──失語症の人とのコミュニケーションの方法について

第4章　コミュニケーションの工夫や手段 ……………………74

　第1節　豊かなコミュニケーションのための心構え ……… 76
　　　　　1　会話は社会への架け橋 … 78
　　　　　2　会話はキャッチボール … 78
　　　　　3　双方の責任 … 80
　　　　　4　言葉以外のコミュニケーション … 81
　　　　　5　内容が伝わることが大切 … 82
　　　　　6　通常のコミュニケーションとは異なる側面 … 83
　　　　　7　通常のコミュニケーションと同じ側面 … 85

　第2節　コミュニケーションの基本姿勢 ……… 86
　　　　　1　子ども扱いしない … 87
　　　　　2　会話は落ち着いた雰囲気で … 88
　　　　　3　お互いの表情がわかるような位置や視線で … 89
　　　　　4　相手の名前を呼んで，顔を見て話す … 90

　第3節　会話の基本 ……… 91
　　　　　1　ゆっくり，はっきりと話す … 92
　　　　　2　短く，わかりやすい言葉で話す … 96

　　　　3　繰り返し言ってみる … 99

　　　　4　先回りしないで，しばらく待つ … 101

　　　　5　話題を急に変えない … 105

　　第4節　話し言葉の工夫 ……… 107

　　　　1　「はい」「いいえ」で答えられる質問をする … 108

　　　　2　用意された答えの中から選んでもらう … 120

　　　　3　他の言葉で言い換える … 124

　　第5節　いろいろな手段や道具の活用 ……… 128

　　　　1　表情や身ぶりを添えて話す … 129

　　　　2　実物を見せる … 132

　　　　3　文字を書いて示す … 135

　　　　4　絵や地図を示す … 140

　　　　5　コミュニケーションを助ける道具 … 143

　　第6節　確認の仕方 ……… 148

　　　　1　異なる視点から質問をする … 149

　　　　2　身ぶりを使う … 151

　　　　3　文字や絵を使う … 154

　　　　4　長い記事は要点を解説する … 156

　　　　5　誤りは訂正しない … 159

　　第7節　さあ，話しましょう ……… 163

　　　　1　コミュニケーション手段を組み合わせる … 164

　　　　2　1対1の会話 … 174

　　　　3　集団の中での会話 … 177

　　　　4　オンラインでの会話 … 179

　　　　5　どうしてもわからない場合 … 184

第5章　コミュニケーションの実践 ……………………………… 186

　　第1節　コミュニケーションの実際 ……… 187

　　　　1　思い込みは理解を妨げる … 187

　　　　2　想像力も大切 … 188

　　　　3　イラストを描いてもらう … 188

　　　　4　数字で会話する … 189

　　　　5　地図を使う … 189

　　　　6　抽象的なことを伝えるには … 190

　　　　7　家族図を使う … 191

第2節　失語症の人と話そう！
　　　　──ボランティア，介護専門職，家族の事例 ……… 192
　　　1　失語症の方々と会話ができる楽しみが増えました
　　　　　──コミュニケーションの工夫・大切なツールの学びから … 192
　　　2　いつのまにか 20 年 … 194
　　　3　「お父さんとまたおしゃべりしたい！」
　　　　　──会話パートナーになった私が思うこと … 197
　　　4　居心地の良い「井戸端会議」
　　　　　──グループ会話のサポート … 199
　　　5　失語症者向け意思疎通支援者養成講座を受講して … 201
第3節　失語症会話パートナーと NPO 法人 和音 ……… 205
　　　1　失語症会話パートナーとは … 205
　　　2　失語症コミュニケーション支援講座の構成 … 206
　　　3　失語症の人の社会参加を目指して
　　　　　──NPO 法人和音の活動 … 208

コラム 1　高次脳機能障害と失語症はどう違う？ … 21
コラム 2　失語症は，日本に居ながら外国に居るようなもの!? … 26
コラム 3　言葉がうまく出てこないくやしさ … 45
コラム 4　地域包括支援センターを知ってますか？ … 47
コラム 5　身体障害者手帳の第 1 種と第 2 種 … 51
コラム 6　仲間とのおしゃべりは楽しい … 203

参考図書
編者紹介
執筆者一覧

第 1 部
失語症についての
基本的知識

あなたは失語症についての基本的な知識をどのくらいおもちですか？
下の質問に○か×で答えてみましょう。

1. 失語症の主たる原因は脳卒中で，精神的なストレスではない。
2. 失語症になると声もまったく出なくなる。
3. 失語症の人は右手足に麻痺があることが多い。
4. 失語症では読み書きも難しいことが多い。
5. 失語症の人がうまく話せないのは，唇や舌の麻痺が原因である。
6. 失語症の人は聴覚障害の人が使っているような手話が使える。
7. 失語症は時間をかけて訓練すれば完治する。
8. 失語症の人は歌もまったく歌えない。
9. 失語症の人は漢字よりも平仮名のほうがわかりやすい。
10. 失語症の人は声は聞こえていても話の内容が理解できないことがある。

第1章
失語症って何ですか?

第1節 失語症の原因

1 原因

　失語症とは，大脳の言語中枢が何らかの損傷を受けることによって，言語を操る能力に障害が残った状態をいいます。

　失語症を起こす脳損傷の原因の9割を占めているのは脳卒中です。最近は人口の高齢化に比例して発生頻度も高くなっており，また若い年齢層での発症も増加しています。脳卒中には，血管が詰まってその先の脳が障害を受ける脳梗塞や，血管が破裂して出血し脳の組織を破壊する脳出血，くも膜下出血等があります。大脳は血管をとおして栄養の補給を受けています。ですから，血管が詰まったり，破れたりして血液の循環がうまくいかなくなると，その先にある細胞は栄養補給を受けられなくなり壊死してしまいます。そのほかの原因としては，交通事故や転落等による頭部外傷，脳腫瘍や脳炎のような脳の病気等があります。それらの要因で細胞が破損したときにも同じことが起こります。大脳にはそれぞれの役割がありますから，機能しなくなった細胞がもっていた役割は，障害として現れてしまうことになります。

　大切なことは，失語症は，このような脳損傷によって起こるものであり，心理的なショックや精神的なストレス等が原因で起こるものではないという

図1-1　失語症の原因は？

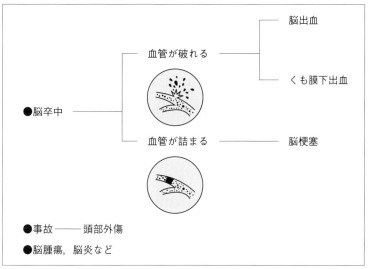

脳出血

血管が破れる

くも膜下出血

●脳卒中

血管が詰まる ―― 脳梗塞

●事故 ―― 頭部外傷

●脳腫瘍，脳炎など

出典　NPO法人全国失語症友の会連合会編『易しい失語症の本』NPO法人全国失語症友の会連合会，2003，2頁を一部改変

ことです。

2　大脳の働きと言語中枢

　脳は大脳，小脳，脳幹の三つの部分で構成されています（図1-2）。大脳は，運動や感覚の機能，コミュニケーション，記憶など人間がもつ高度な機能をつかさどっています。小脳は，運動の調節や認知機能に関係し，脳幹は，呼吸や心臓の動き，体温調節や覚醒の維持など人間が生きていくうえで欠かせない機能をコントロールしています。

図1-2　脳の構造①

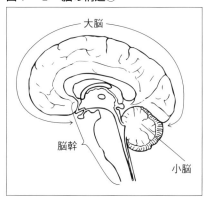

右側の脳を内側から見たところ

図1-3　脳の構造②

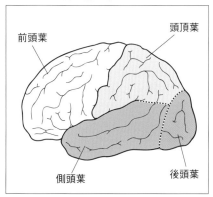

脳を左側から見たところ

大脳は左右の半球からなっており，表面には多くの溝があります。そのなかの大きい溝を境にして，前頭葉，側頭葉，頭頂葉，後頭葉とよぶ部分に分けることができます（図1-3）。

　また，それぞれがさらに，手を動かす，足を動かす，熱や痛みを感じる，見る，聞く，記憶するなど，人間のさまざまな営みをつかさどる多数の部分に分かれています。ですから，いろいろな原因で脳が傷ついた場合，人によってその傷ついた場所や大きさが違うため，さまざまな症状が現れるのです。

　言葉に関連する言語中枢は言語野とも呼ばれます。これは，脳の最大の溝の周辺にあり，前頭葉，頭頂葉，側頭葉にまたがっています。前方のブローカ野，後方のウェルニッケ野は発話と理解に，上方の角回・縁上回は文字言語にかかわりがあるといわれている場所です（図1-4）。言語野は利き手との関連があり，右利きのほとんどの人が左半球にあります。左利きや両手利きの場合も，60～70％程度の人が左半球にあるといわれています。ですから失語症はほとんどの場合，左半球の損傷によって起こります。

　大脳からの命令を伝える脳の神経は，脳幹のあたりで左右交叉をするので，左半球は右半身の，右半球は左半身のそれぞれ運動や感覚にかかわっています（図1-5）。体の運動をつかさどる運動野は言語野に近いので，左半球の言語野が損傷されて失語症になると，傷の広がりによっては，右半身が麻痺することもあります（本章第4節1）。

　そのほか，大脳は食欲のような本能，喜怒哀楽のような情動などを支配するという大切な働きをもっています。

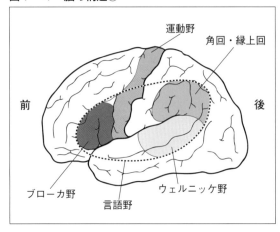

図1-4　脳の構造③

運動野
角回・縁上回
前
後
ブローカ野
言語野
ウェルニッケ野

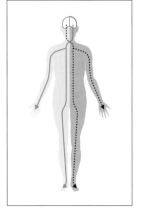

図1-5　大脳の神経支配の左右交叉

このように，脳は一つの部分だけで成り立っているのではなく，多様な働きをもつ部分が何層も重なり合ってできあがっています。適切な活動をするためには，それらが連携し合い，情報をうまく統合する必要があります。

第2節 失語症の特徴

　脳梗塞や脳出血などによって，大脳が損傷されると損傷された場所によって，体の麻痺や感覚の障害，コミュニケーションや記憶の障害などさまざまな症状が生じます。身体を動かすために必要な運動機能や感覚機能に対して，物事に注意を向ける，集中力を保つ，感情をコントロールする，言語をあやつる，記憶するなどの機能を高次脳機能といい，その障害を高次脳機能障害とよびます。失語症も高次脳機能障害の一つです。[*1]

　では，失語症とはどのような状態なのでしょうか。本節では失語症の特徴について説明します。失語症とは大脳の言語中枢が損傷されたために起こる言語障害です。失語症になると，「話し言葉」だけでなく，言葉にかかわるすべての作業が難しくなります。

　たとえば，AさんとBさんが旅行の計画を立てている場面を思い浮かべてみましょう。二人は旅行雑誌やインターネットの旅行サイトを見ながら，行きたい場所を選び日程を話し合い，予算を計算し，インターネットで申し込みました。

　このような場面は日常的によくみられるものですが，このなかでも言葉にかかわる作業がたくさん行われています。旅行雑誌やインターネットの旅行サイトから場所・日程等を読み取る「読む」作業，二人で話し合う「話す」「聞く」作業，読み取った内容や話し合った内容を書き留めたりインターネットでの検索や申し込みでキーボードに文字を入力する「書く」作業，予算を「計算」する作業が含まれています。失語症になるとこのような「聞く」「話す」「読む」「書く」「計算」のすべての能力が，程度の差はあれ障害されます。

＊1　失語症は医学的には高次脳機能障害に含まれますが，身体障害者手帳では「音声機能，言語機能又はそしゃく機能の障害」に含まれます（本章第4節及びコラム1参照）。

図1-6　失語症の主な言語症状

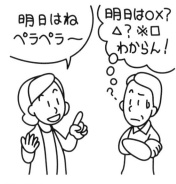

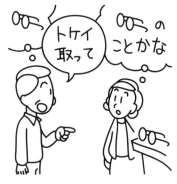

聞くこと
- 耳は聞こえているのに，言葉の意味が理解できない
- 聞いた内容を頭のなかに留めておくのが難しい
- 速い話し方や回りくどい話し方，複雑な内容や長い文が理解しにくい
- まねをして言えても意味が理解できないこともある

話すこと
- 言いたい言葉が浮かんでこない
- 思ったことと違う言葉を言う
- 回りくどい言い方になる
- 同じ言葉が言えたり言えなかったりする
- 前に言った言葉が続いて出てくる
- 発音がたどたどしくなる
- 地名や人名などの固有名詞が出にくい
- 相づちや感情表現，数の系列，歌などは比較的出やすい
- 言葉の最初の音を言ってもらうと，言葉が出てくることがある

理解 ／ 表現　　　　　　　**主な言語症状**

読むこと
- 読んで理解することが難しい
  ——特に漢字よりも仮名が難しい
- 声を出して読むことが難しい
- 声を出して読めても意味がわかっていないことがある

書くこと
- 文字を思い出せない。仮名が特に難しい
- 書き誤りがある
- 助詞を間違える
- 文にならない
- パソコンやスマートフォンに文字を入力することが難しい

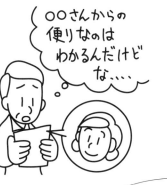

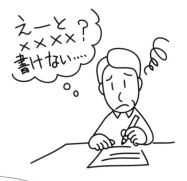

数字や計算
- 数字は，聞くよりも見るほうが理解しやすい
- 掛け算，割り算や暗算は難しい

しかし，言語障害の症状や重さは一様ではなく，大脳の損傷の場所と大きさによって違いが生じます。たどたどしい話し方になることもあれば，なめらかに話すけれども言い誤りが多いこともあります。「聞く」ことについて，日常生活にあまり支障を感じなくてすむこともあれば，著しく障害されることもあります。また，「話す」ことは難しくても「聞く」力は保たれている場合，「聞く」ことよりも「読む」ほうが理解しやすい場合，「聞く」ことも「話す」こともほとんどできなくなる場合など，後遺症として現れる言語症状は個人差が大きく，人によってさまざまです。

　失語症による言語症状を「聞く」「話す」「読む」「書く」「数字や計算」の側面に分けて説明します（図1 - 6）。

1 「聞く」

　耳は聞こえているのに，聞いた言葉の意味が理解できなくなるというのが失語症の症状です。聴力の問題ではありません。

　障害が軽い人の場合，日常的には聞き誤ることはほとんどありませんが，大勢の人が集まっているところで集中して会話を聞き取ることなどが難しくなります。また，早口や回りくどい言い方，複雑な内容や長い文章になると理解が難しくなります。たとえば会議や講演会の話などを正確に理解することが難しくなります。

　もう少し症状が重くなると，たとえば「冷蔵庫から牛乳と卵を出して」程度の少し長めの文章を理解することが困難になります。これは聞いた内容を頭に留めておくことが難しくなるためです。この場合，「冷蔵庫から牛乳を取って」と言い，失語症の人が牛乳を取り出したところで「卵も取って」というように1回に話す文を短くすると理解しやすくなります。

　しかし，短い話し方であれば必ず理解しやすくなるという訳ではありません。たとえば「雨天中止」という言葉を使うよりも「雨が降ったら行きません」のように具体的に話すほうが理解は簡単です。

　さらに障害が重くなると身の回りの品物の名前を言われても意味がわからずきょとんとしていたり，間違った理解をしてしまうこともあります。食卓で「お醤油をとって」と言われて醤油をとることができる場合がありますが，これは「醤油」という言葉が理解できたのではなく食卓という状況から推測できたものとも考えられます。このように状況から推測して適切な行動をとることが多いと，周りの人には何でもわかっているように思えてしまいます。しかし，実際には言葉の意味をとり違えている場合もありますので，

大事なことは文字に書くなどして確認する必要があります。

　また，人によっては，こちらの言っていることを口まねできてもその意味が理解できないという場合もあります。つまり口まねできるからといって，その言葉が理解できているとは限りません。

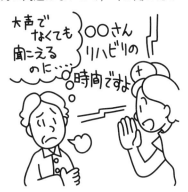

聴力に問題はないので，耳は聞こえている

2　「話す」

　失語症では，多かれ少なかれ話すことに障害が起こります。脳の損傷の場所やその広がりによってさまざまな症状が現れます。一見なめらかにスラスラ話せても肝心の言葉が出てこなかったり，言い誤りが多くなるために何を言いたいのか要領を得ないこともあれば，たどたどしい話し方ではありますが，じっくりと時間をかけて言いたいことを伝えられることもあります。障害が軽い人の場合には，普通に会話をしていると障害があまり目立たないこともあります。障害が重くなると，ほとんど言葉にならなかったり，意味不明の言葉で話すこともあります。これは，唇や舌が麻痺して起こる発音の障害とは異なります。

＜話すことの障害でみられる主な症状＞
① 言いたい言葉が浮かんでこない

　思ったことが言葉でスラスラと表現できなくなります。名詞が出にくいことが多く，特に地名や人名などの固有名詞が出にくくなります。失語症の人は「ここまで出ているんだけど」とそのもどかしさを表現します。最初の1〜2音，または文章の始まりの部分を言ってもらうと，言葉が出てくることがあります。

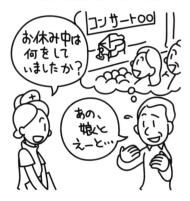

言いたい言葉が浮かんでこない

② 思ったことと違う言葉を言う

　「病院」を「学校」,「みかん」を「りんご」のように単語を言い間違える場合と,「眼鏡」を「メダネ」,「時計」を「トテイ」というように違う音に言い誤る場合があります。次のイラストのように,天丼を注文するつもりで「うどん」と言ってしまうようなこともあります。

　音の言い誤りがひどくなると「ネガジ」「ケンピキ」のように何のことを言いたいのか意味がわからなくなります。意味不明な言葉でよどみなく話し続ける場合もあります。

思ったことと違う言葉を言う

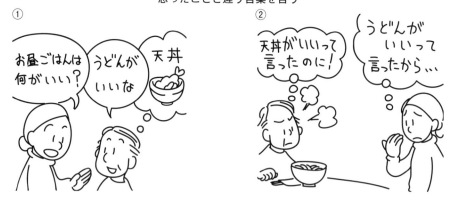

③ 回りくどい言い方になる

　言いたい単語を思い出せないときに「これ飼ってたんだよ。かわいい……ポチじゃなくて……」のように遠回しな表現になります。

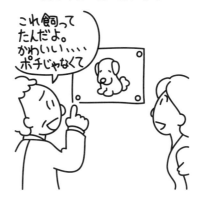

回りくどい言い方になる

4 文章で話すことが難しくなる

「オトーサン……カイシャ……ヤスミ……」のように単語でポツリ，ポツリと話すこともあれば，「お父さんは会社へ休みでいます」のようにスラスラと話せても正しい文章ではないという場合もあります。

5 同じ言葉が言えたり言えなかったりする

一度言えた言葉でも，もう一度言おうとすると言えないことがあります。反対に，さっき言えなかった言葉が今度は言えるということもあります。

6 前に言った言葉が続いて出てくる

いったんある言葉が出はじめると，その言葉ばかり繰り返し出てしまうことがあります。その場合，少し休憩を入れたり，話題を変えてみると収まることもあります。

7 唇や舌に麻痺がないのに，発音がたどたどしくなる

すんなり正しい発音ができなくなり，努力的なたどたどしい発音になります。

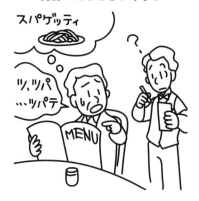

発音がたどたどしくなる

⑧ 50音表は役にたたない

50音表を指さして言いたいことを表現することは困難です。50音表を使うためには，言いたい言葉を思い浮かべること，その言葉の発音順に一音ずつ音を思い浮かべること，思い浮かべた音にあった文字を50音表から探し出すことが必要です。これは失語症の人にとっては非常に難しい作業といえます。

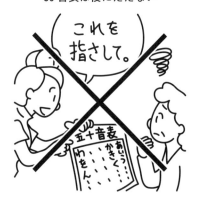

50音表は役にたたない

⑨ 手話は使えない

聴覚障害の人が使う手話は言語体系の一つです。失語症になると言語機能が障害されるので手話は使えません。

3 「読む」

　目は見えているのに，見た文字や文章の意味が理解できなくなるというのが失語症の症状です。視力の問題ではありません。症状が軽い人の場合，簡単な読み物などを楽しむことができますが，複雑な内容になると文の意味を読み取ることが難しくなります。もう少し症状が重くなると，単語や短い文であれば理解できても長い文の理解は難しくなります。さらに障害が重くなると単語の意味を理解することも困難になります。

　一般的に，仮名文字に比べ，漢字のほうが理解しやすい傾向があります。

　なぜ漢字がわかりやすいかというと，仮名は「表音文字」といって，発音を表しているだけなので，直接その文字を見ただけでは意味は読み取れません。その意味を理解するためには，たとえば「みず」なら頭の中で「み」「ず」と音に変換してから，さらに意味に変換するという作業が必要になります。これは平仮名も片仮名も基本的には同じです。しかし，漢字は「表意文字」といって，「水」の文字を見ただけで直接大まかな意味を読み取ることができるのです。ですから，仮名より漢字は理解しやすいといえます。しかし，躑躅（ツツジ）や木乃伊（ミイラ）のように一般的に見慣れない漢字単語は例外です。

　また，失語症の人のなかには文章を声に出して読むこと（音読）はできなくても意味はわかる場合もあれば，反対に声に出して読めても意味がわからない場合もあります。音読は漢字より仮名のほうがよくできることがあります。

　「読む」ことより「聞く」力のほうが保たれている場合には，パソコンやスマートフォンのメール・インターネット情報などを読み上げてくれるソフト（読み上げソフト）を利用して，文字情報を耳で聴いて理解している人もいます。

漢字のほうが理解しやすい

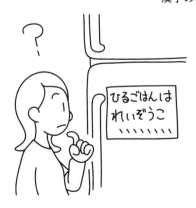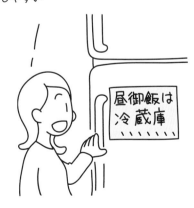

4 「書く」

　文字が思い出せなくなります。一般的に仮名よりも漢字のほうが書きやすい傾向があります。障害が軽い人の場合には，文章を書くことはできますが，難しい漢字が思い出せなかったり，濁点や拗音が抜けたりすることがあります。また，助詞を誤るなど，文法上の問題もみられます。障害が重くなると文章で書くことは難しくなりますが，日ごろよく書いていた漢字の単語が書ける場合があります。しかし，人によっては漢字を思い出すことが難しい場合もあります。障害の重い人では，自分の名前も書けないこともあります。自力では書けないときに，漢字の偏や旁の部分を書き示すとあとを続けて書くことができたり，見本の文字を示すと書き写すことはできる場合があります。

　また，一文字ずつの仮名の書き取りができる人でも，言葉を発音の順に一音ずつ思い出すことができないと，仮名文字で単語を綴ることは困難です。「話す」の項目でも述べましたが，仮名で単語を綴ることが難しい場合に50音表を使用することは，失語症の人にとっては非常に難しい作業です。

　パソコンのキーボードやスマートフォンに文字を入力するためには，言葉の文字を一つひとつ思い浮かべる必要がありますので，仮名文字で単語を綴ることが難しいと，パソコンのキーボードやスマートフォンに文字を入力することも難しくなります。失語症の人のなかには，全く入力が難しい人から，手書き入力ができる人，部分的な入力から予測機能を利用して短い文を作成できる人，時間をかければパソコンである程度まとまった内容をまとめられる人までさまざまです。なかには，音声入力を利用する人もいます。

漢字は書けるが，仮名は難しい

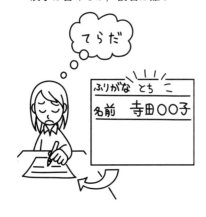

文字をキーボードで入力することが難しい

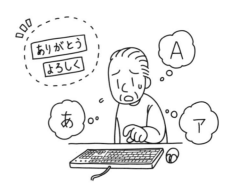

5　「数字や計算」

　数字は，失語症の人にとって聞き間違えたり言い間違えたりしやすいものの筆頭にあがり，軽度の人にとっても難しいものといえます。数字の桁数が多くなるほど理解も表現も難しくなります。電話番号や金額，日付や時間などを聞き間違えたり言い間違えたりすることや，銀行のATMの暗証番号や各種パスワードが思い出せなかったりすることがあります。聞いただけでは理解しにくい数字も書かれたものを見ると理解しやすくなるので，数に関係する事柄については，失語症の人が話した内容を書き示して確認をしたり，こちらから伝えるときにはメモを渡すと間違いが少なくなります。

　重度の失語症があって，数字を表現したり，理解したりできなくても，数の概念は保たれていることが多いので，時計やカレンダーを示しながら日時を伝えたり，反対にこれらを指さしてもらうことで正しい表現を引き出すことができる場合もあります（第4章第5節）。

　計算は一般に九九を使う掛け算・割り算が難しく，足し算・引き算でも繰り上がりや繰り下がりがあると難しくなります。また，計算は苦手でも電卓を上手に利用できる人もいます。

時計やカレンダーを使うとよい

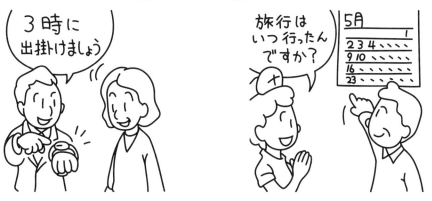

第3節 失語症のタイプ

　これまで述べたように失語症の言語症状は千差万別ですが，第2節にあげたようなそれぞれの特徴をもとにいくつかのタイプに分けることができます。歴史的に多くの学者によってさまざまなタイプに分類されていますが，ここでは代表的なタイプを示します。

1 ブローカ失語（運動性失語）

　言葉数は少なく，抑揚の乏しいたどたどしい話し方になります。また，言葉の発音が不明瞭になったり他の音に置き換わることがあります。軽度の人は文章で話せますが，話し方のスピードは遅く，発音しにくい言葉で時々詰まります。重度の人は，単語や短い言葉をポツリ，ポツリと話しますが，文章で話すことは難しくなります。

　話すことに比べると聞いて理解することは良好です。軽度の人では，日常会話の理解にはほぼ問題ありません。重度の人でもあいさつ語や単語の理解はおおむね可能です。

　漢字に比べて仮名文字を理解したり書くことは難しい傾向があります。

2 ウェルニッケ失語（感覚性失語）

　なめらかにスラスラと話すことができますが，何を言いたいのか肝心の言葉が出てこなかったり，間違っていたり，日本語にはない単語のような言葉を話したり，意味不明な話し方になることもあります。

　聞いて理解することは著しく障害されます。軽度の人でも複雑な文章は聞き取りにくくなります。重度の人の場合には言葉の理解力が低下しているために日常の意思疎通が大変困難になります。聞いて理解することよりも文字を読んで理解することのほうが容易な場合が多いので，大事なことは文字に書いて確認をとることが必要になります。

　ウェルニッケ失語では身体の麻痺が軽いことが多いので，周囲の人に障害

を認知してもらいにくく，また本人も病気のことや言葉の障害を認識しづらいためにトラブルになることがしばしばあります。

3 失名詞失語（健忘失語）

比較的軽度の失語症です。日常的な理解力はおおむね良好で，会話も口頭で楽しめますが，物の名前や地名など名詞がなかなか出てこないことが特徴的です。そのため，回りくどい言い回しが多くなります。たとえば「スイカ」という単語が思い出せないときに，「ほら夏に食べる，大きくて，丸くて，おいしいの」などと言いたいものの特徴を説明することがあります。

4 全失語

重度の失語症です。単語の理解も困難になりますが，身内の人のことや会社のことなど，その人の感情に強く訴える言葉は理解できることもあります。

話す側面は，意味のある言葉を言うことがほとんどできなくなり，決まりきった言葉だけしか言えなかったり，相づち程度になったりします。なかには数の系列[*2]が言えたり，歌が歌える[*3]人もいます。

さらに読み書きも強く障害されます。

意思の疎通を図るのが難しいことが多いのですが，状況をよみとることはできますので，コミュニケーションをとるときには身ぶりを交えて話したり，話題に上っている実物やイラスト・スマートフォンの写真や動画・文字を指し示すなど，状況をよみとりやすくするような配慮が必要です。また，周囲の人が，失語症の人の表情やそぶりなどのサインを見逃さず，何が言いたいのかを推し量ることも重要になります。人によっては意思疎通ができないためにいらだったり落ち込んでしまうこともありますので，周囲のきめ細かい対応が求められます。

---

*2　1，2，3，4，5…と数えること。この他に，月火水木金土日のように通常ひとまとまりで唱えることが多いものは，始めのいくつかを言うと重度の失語症があっても言えることがあります。
*3　数の系列の場合と同様でつられて出てくるということもありますが，歌やメロディーは大脳の右半球が支配しているため，左半球の損傷で失語症になっても歌は歌えることが多いのです。

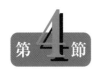 # 失語症と一緒に起こりやすい症状

　脳の損傷が原因で起こる失語症には，言語障害以外にもさまざまな症状を合併している場合がよくあります。その症状の種類や程度は一人ひとり違いますが，そのために行動が大きく制限されたり，他の人と違う行動をとったりします。また，健康上注意しなければならないこともいろいろあります。こうした症状は，失語症の人の家庭生活や社会参加，職業復帰の見通しなどに大きな影響を与えます。失語症の人と接するときは，それらの症状を理解し，十分に配慮する必要があります。

1 右片麻痺

　失語症は，多くの場合，脳の左半球にある言語中枢が損傷されるために起こりますが，損傷の大きさによっては，顔，口，手，足といった身体の運動をつかさどる部分も損なわれ，脳損傷の反対側，つまり右半身が麻痺して，動きが悪くなることがあります（本章第1節2）。

　右半身に麻痺があると，立って身体を支えたり，歩くことや，階段の昇降といった動作が困難になります。また，日常生活のさまざまな行為（食事，入浴，衣服の着脱，洗顔，整容，トイレ等）も難しくなり，介助を必要とする場合もあります。移動手段として装具，杖，車いす等を使用したり，身辺

杖や車いすを利用しての移動

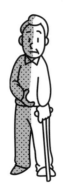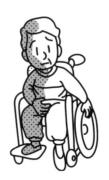

自立に向けて右手で行っていた動作を左手で行うための利き手交換の訓練が必要になります。

　また，右半身の手足がしびれたり，物に触った感触や温度，痛みといった感覚が鈍ることもあります。時には感覚が鋭敏になって，少し触れただけでもピリピリと痛みを感じたり，冷たいものを熱く感じたりすることもあります。

2 見え方の障害（視野障害・右半側無視）

　脳の左半球を損傷すると右側の視野に障害が出ることがあります。右目も左目も，同じ右側の視野が狭くなるのです。また，視野には問題がなく，きちんと見えているはずなのに，右側に注意が向かず右側にあるものを無視する人もいます。そのため道を歩いていると，右側にある障害物にぶつかったり，右から来る車や自転車等に気づかないことがあります。さらに，右片麻痺がある場合にはとっさに危険を回避しようと行動することが困難になり，思わぬ事故につながることがあります。また，食事では右側にあるものを食べ残したりします。書類などを読むときは右側の部分を読み落とすこともあります。

　こうした視野障害や右半側無視のある人には，食べ物や書類などを見やすい位置に置いたり，適切に声をかけて右側に注意が向くように促すことが必要になります。

歩行中，右側の障害物にぶつかる

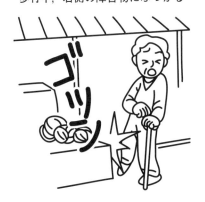

右側への声かけ，促しが必要

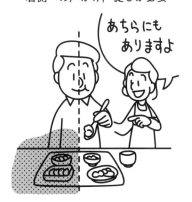

あちらにもありますよ

3 高次脳機能障害と関連する症状

　脳卒中や交通事故などにより脳に損傷を受けると，言葉以外にも物事に集中したり，注意を向ける，覚える，感情をコントロールするといった脳の精神的な，あるいは情緒的な働きが低下したり損なわれたりすることがあります。こうした脳機能の障害を高次脳機能障害といいます。

　以下に述べるいくつかの症状は，明らかな高次脳機能障害と言われないまでも，失語症に合併することがあります。失語症の人の行動が以前と違ったり，他の人と違っている場合，それが脳の損傷によるものであるとはなかなか把握しにくいものです。しかし，日常生活場面や人と交流する場面では，その人の行動を左右する大きな要因になります。これらを把握し，上手に配慮することで，失語症の人とのコミュニケーションがよりスムーズになります。

＜集中力が低下して疲れやすい＞

　私たちが普段何気なく行っている，物を見る，人の話を聞く，自分の思いを伝える，あるいは考えるなどという行為は，失語症の人には相当な集中力を必要とします。それが長引けば長引くほど，複雑になればなるほど，疲労がたまり，集中力を維持できなくなります。ころあいを見計らって休憩をとったり，気晴らしをすることが必要です。

＜感情のコントロールがうまくいかない＞

　脳損傷の後遺症としてよくみられる症状ですが，些細なことに泣いたり笑ったり，怒ったりすることがあります。感情のコントロールがうまくいかないのです。そのようなときにはあわてずに，時間をとって落ち着くのを待ちましょう。

＜同時にいくつものことに注意が向かない＞

　失語症の人が何かに集中しているときは，話しかけられても聞いていないように見えることがあります。たとえばテレビを見ながら語りかけに応じるということが困難です。失語症の人には，こちらに注意を向けてもらう必要がありますが，何かをしているときに話しかける場合，少しあとにもう一度話しかけてみるのもよいでしょう。

＜自分からなかなか行動を起こせない＞

　「自分から行動しようとしない」「やる気がない」といった自発性や意欲の低下を家族や周囲の人から指摘されることがあります。これは損傷を受けた脳の場所に由来することもあれば，気分的な落ち込みによりうつ状態になっている場合もあります。いずれにしても無理強いはせず，長い目で見守ることが大切です。興味，関心が向くものを一緒に探す努力をしてみましょう。

> ### コラム1　高次脳機能障害と失語症はどう違う？
>
> 　失語症は高次脳機能障害の1つです。しかし，医療福祉サービスの面から見ると，失語症は以前から身体障害者手帳の交付対象となっていました（第2章第4節）。一方，記憶障害，注意障害，遂行機能障害，社会的行動障害には，医療福祉サービスが確立していませんでした。
>
> 　そこで2001（平成13）年に開始された高次脳機能障害支援モデル事業以降，上記の4障害を行政的に高次脳機能障害とする診断基準が設けられ，精神障害者保健福祉手帳の交付対象となりました（第2章第4節）。このような経緯から，「高次脳機能障害」といっても，失語症が除外されたり含まれたりすることがあります。

4 健康上の問題

　高血圧や動脈硬化，糖尿病といった生活習慣病や心臓病は，脳血管障害を引き起こす可能性の高い病気です。失語症の人にはもともとこのような病気を抱えている人がたくさんいます。また脳卒中や脳の手術の後には，意識を失い手足や全身が震えるけいれん発作を起こす人もいます。トイレが近くなったり便秘がちになる人もいます。日常生活や会合，旅行などの行事においても，体調の良し悪し，運動量や食事，おやつの内容，服薬，排泄などに気をつけましょう。

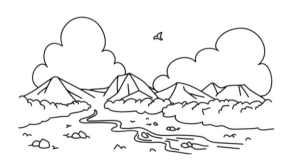

第5節 病前と同じように保たれる側面

病気や事故のために失語症という後遺症を負った後も，礼節ある態度や性格，記憶力，判断力などは，多くの場合病前と同じように保たれます。

1 社会的礼節

失語症の人たちの定例の集まりでは，集まって来た人たちが，互いににこやかに笑いあったり，頭をちょっと下げたり下げ返したり，言葉は短くても声をかけあったりと，あいさつを交わす様子があちこちでみられます。また，お礼を言いたくて，「ほら，あれ…，どうも」など言葉ではうまく表現できなくても，気持ちを態度で表現しています。また，ある人の描いた絵をほめようとして，こまやかなほめ言葉を使って言い表すことはできませんが，「ほんとにすごいねー，すごいよ」と，その人なりのかたちでその気持ちを伝えようとします。このように日常的なあいさつをしたり，感謝，おわびの気持ちの表現をしたり，その状況にふさわしい態度をとることができます。

2 その人らしい人格

気が短くせかせかとしていた人，ゆっくり何事も慎重に物事を進めていた人，細かいことが気になる人，反対に大雑把でおおらかな人など，人となりは失語症になっても病前と変わりません。

ただ，これまであたりまえのように過ごしていた日常生活が失語症という障害を負ったことで今までどおりにはならず，伝えたいこともうまく伝えられなかったり，周りの話が理解できないことがあるなど，毎日の生活に大きな変化を強いられます。

失語症や，失語症から起こるさまざまな問題を受け入れられないことで自暴自棄になったり，イライラして人に当たったり，また逆に，殻に閉じこもったりということもあるでしょう。たとえ，病前おだやかで大変社交的で

あったような人でもイライラする気持ちをあらわにしたり，人とのつきあいをしなくなるようなこともあるかもしれません。

しかし，時間の経過や周りの人たちの支えによって，起こった障害を受け入れられるようになってくると，また自然と病前のその人らしさが戻ってくるように思われます。

3 記憶

失語症の人が言葉がなかなか出にくく，言えないで困っていると，覚えていないのかと思われることがあります。また，質問されている言葉が理解できないために答えられずに戸惑った表情をしていると，忘れたのかと思われるなど，ちょっと見ただけでは記憶力が低下しているために言えないのか，失語症の言葉の症状として言えないのか判断が困難です。しかし，「自宅はどこですか」と聞かれて言葉で答えられなくても，地図さえあれば正確に家のある場所を指さすことができます。失語症の人は，病院に行くのはいつかと聞かれても答えられなかったり，違う日にちを言うので覚えていないのかと誤解されがちですが，カレンダーを見せれば多くの場合正しい日付を指さすことができます。ただ，言葉が出なかったり言い間違いをしていただけで，記憶力が低下したわけではありません。

しかし，私たちは記憶したり考えたりするのに言葉を使っています。その言葉に障害があれば，すなわち言葉を操作する能力が低下していれば，事柄によっては記憶にも影響を及ぼします。ですから記憶そのものの障害ではないけれど，記憶に留める手段としての言葉に障害があることで，記憶に留めにくい事柄も出てきます。

4 状況判断

失語症の人の定例の集まりでいつも来ている人が来ていないと，そのことに気づいて「来ていないけどどうしたのか」と身ぶりなどを使ってたずねてきます。いつもと違う様子に敏感に気づきます。また，来客があると，お茶やお菓子を出すようになど，身ぶりや指さしなどで家族を促します。このように，失語症になっても状況を理解することが可能であり，その状況にあった適切な行動をとることができます。

5 その他

社会情勢や社会の出来事にも関心をもっています。テレビのニュースや新

聞に目をとおし，そこからある程度の情報を取り入れることが可能で，それらに対して意見や感想をもっています。もともと株価に興味があって，テレビや新聞で株価の情報を見ながら株の売買をしている人もいます。株に興味のある人同士「いいよね」「ダメだね」などと言い合ったり，身ぶりで上向き，下向きを示しながら株の話をしていることもあります。

　また，昔やっていたゲーム類，麻雀，将棋，トランプなど，すでにルールを理解できていたものについては，病前同様に行うことができます。相手の手の内を推し量り，自分の出方を決めるところなど，まったく対等に遜色なく対戦し，楽しむことができます。競馬についても，競馬新聞を見て予想し，自分で馬券を買ってレースを見て，競馬を楽しんでいます。

　また絵画，書道などの芸術的側面は，主に右脳に支えられているため障害を受けていないので，病前と同様に，またそれ以上に能力を発揮し，楽しめる人もいます。多くの人は利き手であった右手に麻痺が残っているため，鉛筆や筆を左手で持って絵を描いたり，字を書いたりしています。病前には，ほとんど関心を示さなかった人でも興味をもち，表現力豊かなすばらしい作品をつくります。音楽についても，病前と同じように聴いて楽しんだり，歌を歌うことができます。たとえ，日常話せる言葉があいさつ程度であって

失語症の人が左手で描いた水墨画

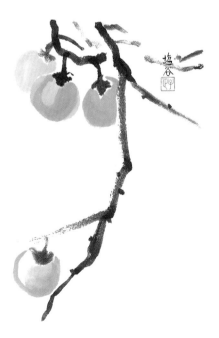

も，子どもの頃に覚えた唱歌などを上手に歌える人もいます。言葉が不自由でも声に出して歌うことは，とても気持ちがよく，楽しいことです。

　以上の他にも，言葉に障害が残っても病前と同様に保たれることはたくさんあります。

┌─ コラム2　失語症は，日本に居ながら外国に居るようなもの!? ─┐

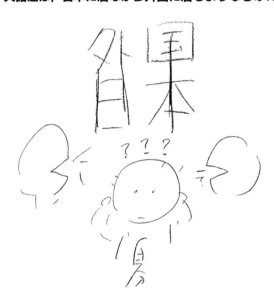

　これは，失語症の人が描いたイラストです。周囲の人の言葉が理解できず，日本に居ながらまるで外国に居るような孤独感を感じているようです。聴力に問題はないのに，聞いて理解することができない。失語症の人の気持ちが伝わってきます。

第6節 失語症と間違えやすい他の障害

　成人のコミュニケーション障害は失語症だけではありません。以下にあげるものは，失語症と間違えられやすく，対応の仕方によっては混乱を生じやすいので注意が必要です。

1 運動性構音障害

　声帯や唇，舌，顎など，声を出したり，言葉を話すときに使う器官の筋肉がうまく働かないために起こります。声が出しにくくなったり発音が不明瞭になったりする，いわゆるろれつが回らない状態です。声の質が変わったり，話すリズムが崩れたり，イントネーションがうまくつけられなくなることもあります。構音障害が重いと，話し言葉は相手に全く通じなくなることもあります。しかし話すことは難しくても，失語症と違い，言葉を思い出すことや，人の話を聞いて理解すること，読み書きには問題がありません。ですから，手が使えれば筆談や50音表を使ってコミュニケーションをとることができます。

　運動性構音障害は失語症と同じように脳卒中によっても起こりますが，大脳の言語中枢の損傷ではなく，大脳，小脳，脳幹など筋肉の動きにかかわる脳のいろいろな部位の損傷で起こります。脳卒中の他，事故などの外傷や，変性疾患^{＊4}（神経難病）などで起こることもあります。

　言葉を話すときに使われる器官（唇，舌，顎など）は，飲んだり食べたりするためにも使われるため，構音障害があると，食べること，飲み込むことにも障害が出る場合があります。このような状態を摂食・嚥下障害といいます。水分を飲み込むときだけむせる，というような軽い状態から，どのような食べ物でも食べられない，という重い状態まであります。

＊4　運動をはじめ神経機能にかかわる脳・脊髄・末梢神経の神経細胞が変性して起こる疾患をいいます。パーキンソン病，筋萎縮性側索硬化症（ALS），多系統萎縮症（MSA），脊髄小脳変性症（SCD）などがあります。

---

2 失声症

　声が出なくなる状態で，神経麻痺，ポリープ，腫瘍などの声帯の異常で起こります。声帯に異常がみられない場合は，精神的な原因で起きていると考えられ，その場合は心因性失声症といいます。失声症は大脳の言語中枢に問題がないので，聞いて理解すること，言葉を思い出すこと，読み書きはこれまでどおりできます。ですから筆談が可能ですし，原因が取り除かれれば再び声が出るようになります。

3 認知症

　日常生活に支障をきたすほどに知的能力が低下した状態です。最近の出来事の記憶や状況判断が困難になり，行動にも異常がみられます。今は春夏秋冬のどの季節で，いつ頃か，今自分がいる場所はどこなのかといった時間や場所の認識（見当識）も障害されます。認知症は徐々に進行し，重くなるとその人らしさも失われてしまう場合があります。現在，進行を遅らせるためにさまざまな治療や対応の工夫が試みられています。

　失語症の人は，周囲の状況をみて物事を判断することはできますし，時間や場所の認識（見当識）にも総じて問題はありません。著しい記憶の混乱もみられません。失語症が進行することもほとんどの場合ありませんし，人格も保たれます。認知症の症状に失語症が合併することがありますが，失語症だけの場合とは対応が異なります。

4 原発性進行性失語

　失語症状が進行する原発性進行性失語という状態があり，本書で解説している脳卒中や頭部外傷の後遺症として起こる一般的な失語症とは異なります。はじめは失語症と同じように言葉の想起や理解の障害が主な症状ですが，それが徐々に進行し，言語機能以外の精神機能の低下も進んでいく脳神経の変性疾患です。初期には失語症と同じような対応がある程度可能ですが，進行に伴いさまざまな症状が現れるので，専門的な対応が必要になります。

第 1 章　参考文献

石合純夫『高次脳機能障害学　第 3 版』医歯薬出版, 2022.

山鳥重『神経心理学入門』医学書院, 1985.

佐野洋子・加藤正弘『脳が言葉を取り戻すとき —失語症のカルテから』新興医学出版社, 2014.

米谷瑞恵著, あらいぴろよ絵『こう見えて失語症です』主婦の友社, 2022.

厚生労働省社会・援護局障害保健福祉部国立障害者リハビリテーションセンター「高次脳機能障害者支援の手引き（改訂第 2 版）」2008.
http://www.rehab.go.jp/brain-fukyu/data/

第2章
リハビリテーションと社会資源の活用

　失語症のように脳の神経細胞に損傷を受けた場合，現在のところ再生は難しいといわれ，障害が後遺症として残ってしまいます。しかし積極的にリハビリテーションを受けることで障害を軽くし，残った機能をいかして新しい生活の仕方を見つけていくことが可能です。

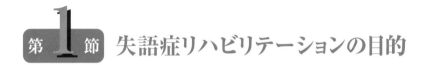

第1節 失語症リハビリテーションの目的

　失語症はある日突然起こり，その人の人生を大きく変えてしまいます。コミュニケーションに支障があるのですから，社会生活を送るうえでとても難しい事態になります。右半身の麻痺を伴うことが多いこともあいまって，元の職業や学業に復帰できる人は少なく，多くの人がそれまでの人生の転換を図らなければならなくなります。リハビリテーションの大きな目的は，障害をもちながらもその人らしい人生を再び築き上げること，その人の能力と希望に見合った形で，再び家庭や社会の一員として活動し，QOL（生活の質）を高めることにあります。同時に社会の側も新たな人生にチャレンジしようとしている人を支える必要があり，そのための方策を提供しなくてはなりません。失語症についてはまだ社会に広く知られておらず，対策が遅れているため，社会に対する働きかけも失語症リハビリテーションの大切な部分で

す。失語症リハビリテーションを中心的に担うのは言語聴覚士というコミュニケーション障害を扱う専門職です。

ではその大きな目的に向かって，言語聴覚士をはじめとするリハビリテーション・スタッフはどのようなことをめざした働きかけをするのでしょうか。

1 言語機能の回復

失語症のリハビリテーションの目的は，一つは障害された言語の機能をできるだけ回復させることです。

失語症がどの程度回復するかは，脳の損傷の部位や大きさ，年齢，失語症のタイプなどにより，人によってさまざまです。心理的な側面も回復には大きく影響します。言語聴覚士は言語検査を行い失語症の状態を調べます。そして影響するさまざまな要因を検討し見通しを立て，それぞれの人にあったプログラムを作成し，訓練を行います。

2 コミュニケーション方法の確立

失語症の人だけでなく，家族や介護者にもコミュニケーションの方法を理解してもらうようにします。

今ある能力を十分に活用してコミュニケーションをとる方法を見いだし，周囲の人（家族や介護者）とやりとりできるようにすることも大切です。話し言葉だけに頼らず，文字や絵を使ってコミュニケーションをとる練習なども行います。

失語症の人をとりまく家族や介護者が上手にコミュニケーションをとれれば，失語症の人の負担はずいぶん軽くなります。どのようにしたらうまくコミュニケーションがとれるか，それぞれの人にあったコミュニケーションの仕方について，言語聴覚士が周囲の人に指導します。身ぶり手ぶり，文字や絵を書くこと，書いたものを指し示すことなど，いろいろな手段があります。これについては第2部で詳しく説明しています。

3 心理的サポート

失語症の人と家族の心理面に配慮し，サポートします。

失語症は完治が難しい障害です。しかもコミュニケーションがうまくいかないのですから，失語症の人の心理的なストレスは大変なものです。発病直後の混乱期から，リハビリテーションの各段階でさまざまな心理的葛藤に直

面することになります。障害を受け入れて次のステップを考えられるようになるまでには長い時間と心理的な支えが必要です。

また失語症は家族ぐるみの疾患だといわれています。失語症の人とスムーズにコミュニケーションがとれないことで，家族にも混乱が起きます。それまで元気に仕事をして一家の大黒柱だった人が倒れたりすると，家庭内の問題，経済的な問題，職業復帰の問題などさまざまな問題に直面しなくてはならなくなります（第3章）。リハビリテーション・スタッフは失語症の人，家族の抱える問題の相談にのり，専門的立場から助言をすることにより混乱した家族の支えになります。

4 社会参加への支援

失語症の人の社会参加を進めるための働きかけを本人，家族および一般社会に向けて行います。

復職・復学に際しては，そのために必要なプログラムを立て訓練を行うとともに，復帰をスムーズに進めるために，職場や学校に対して情報提供などの支援を行います。

失語症というコミュニケーション上のハンディキャップを負った人は社会からも，場合によっては家族からも孤立してしまいがちです。本人の努力だけでは解決できない問題も多く，行政的施策など社会の側の努力が必要です。退院後の地域リハビリテーションを担う施設では，障害者の社会参加を支援するプログラムを組んでいるところもあります。そのような場でも失語症の人は情報が入りにくく参加が難しい場合が多いため，橋渡しが必要です。

家族や介護者だけでなく，一般社会のなかに失語症の人と上手にコミュニケーションをとれる人が増えれば，失語症の人も不安なくいろいろな場に出て行くことができます。それが失語症の人の社会参加を進めることになります。

失語症会話パートナーや意思疎通支援者の支援があれば，失語症のある人も安心していろいろな活動に参加し，これまで自分ではできないと家族に頼んだり，諦めていた諸々の手続きや必要なことを自分で行うことができます（本章第3節2）。

これらの働きかけは一つが終わったら次，という考えではうまくいきません。さまざまな働きかけがはじめから同時進行で行われることが肝要です。

1 リハビリテーションの流れ

　ここでは，失語症リハビリテーションの流れの概要を紹介します（図2－1）。なお，この節で使用した用語は，医学的な分類と法制上の分類で異なるものもあり，また，時とともに変わる可能性もあります。

　医学的なリハビリテーションは，疾病や事故が発生したそのときから始まります。救急救命の時期を経て，急性期，回復期（亜急性期を含む），生活期（維持期）という分類がよく使われています（表2－1）。

　救急救命がなされた患者がどのようなリハビリテーションの流れで家庭復帰につながるかについては，急性期の病院に搬送され，疾患や怪我の治療が

表2－1　医学的リハビリテーションの種類

	期間	内容	場所と状態
急性期リハビリテーション	発症後2週間程度	疾病の治療や合併症のコントロール 臥床による廃用症候群の予防を目的とした早期離床・早期リハビリテーション開始	一般病院に入院
回復期リハビリテーション	発症後2か月以内から180日（回復期リハビリテーション病棟の場合）	機能回復およびIADL[*1]向上，家庭復帰をめざす集中的なリハビリテーション	回復期リハビリテーション病棟に入院 病院に外来通院
生活期（維持期）リハビリテーション	おおむね発症後6か月以降	生活機能の維持・向上をめざすリハビリテーション	在宅で通所や訪問サービスを利用または外来通院 入所施設

＊1　IADLとは（Instrumental Activity of Daily Living）の略で，手段的日常生活動作，道具的日常生活動作と訳される。ADL（Activities of Daily Living）が食事，入浴，排泄等の日常生活の基本動作であるのに対し，IADLは，買い物や洗濯，電話，薬の管理，金銭管理，乗り物の利用等のように，より広義かつ応用した動作が必要な活動を指します。

図2－1　失語症のリハビリテーションの流れ

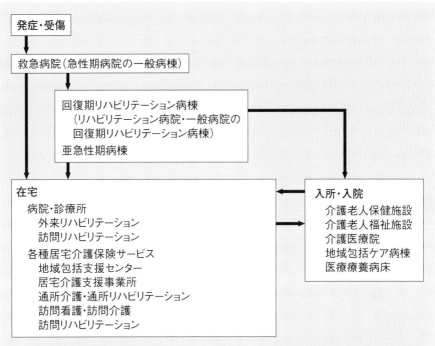

・一般病棟：急性発症の病気やけがに対して集中的に治療やケアを行う。急性期の治療が終わったら退院となり，基本的には長い入院はできない。
・回復期リハビリテーション病棟：ADL（日常生活動作）や社会復帰を目的としたリハビリテーションを集中的に行う。リハビリテーションを必要とする原因となった病気やけがによって入院期間の上限が違う。
・亜急性期病棟：急性期の治療を終えた人が退院に向けて引き続き一定期間の治療や療養を行う。通常90日が限度。
・介護老人保健施設：入所して家庭復帰のためのリハビリテーションサービスを受けるところ。
・介護老人福祉施設：特別養護老人ホームともいう。要介護の高齢者が介護・訓練を受けて生活するところ。
・介護医療院：介護保険をベースとしたもので，介護と医療ケアの両方が必要な要介護高齢者の長期療養・生活施設。
・地域包括ケア病棟：急性期の治療を終えた人や，在宅で一時悪化した人が入院して在宅復帰を目指す病棟。
・医療療養病床：急性期の治療は終わったものの引き続き医学的な管理が必要な人に医療と介護を合わせて提供する。
・地域包括支援センター：市町村が行う総合相談窓口。保健師や社会福祉士，主任ケアマネジャーの3職種が担当している。生活・介護，リハビリテーションの相談を受けられる。
・居宅介護支援事業所：ケアマネジャーが介護保険制度に関する相談や計画の作成，申請の代行などのサービスを提供する。
・通所介護：デイサービスともいう。通所介護事業所で，日常生活のケアや機能訓練，送迎を行うサービス。
・通所リハビリテーション：デイケアともいう。病院や介護老人保健施設で日常生活訓練やリハビリテーション，送迎，食事，入浴などを行うサービス。
・訪問介護：ホームヘルプサービスのこと。ホームヘルパーが自宅を訪問し日常生活上のケアをするサービス。
・訪問看護：看護師などが自宅を訪問してリハビリテーションを含む療養上のケアや必要な診療の補助を行うサービス。
・訪問リハビリテーション：理学療法士や作業療法士，言語聴覚士などが自宅を訪問して必要なリハビリテーションを行うサービス。

落ち着いた後，①同じ系列の病院の回復期リハビリテーション病棟に移り，その後家庭に戻る，②回復期リハビリテーション病院に転院し，その後家庭に戻る，③急性期の病院でそのままリハビリテーションを行い，家庭へ戻る，④急性期の病院から回復期リハビリテーション病院を経て，介護医療院や介護保険施設を経て家庭に戻る，それぞれ家庭に戻った後は，病院の外来に通院するか，通所や訪問のサービスを利用する，といった流れが考えられます。家庭の事情によっては，家庭に戻らずそのまま施設入所する方もいます（図2−1）。

2 リハビリテーションにかかわるスタッフ

　失語症のリハビリテーションは，言語聴覚士（ST）という専門家が担当します。リハビリテーション医療は多くの職種がかかわる医療で，言語聴覚士はその一員です。それぞれが専門分野をもち，その分野に応じて治療を担当しますが，相互に連携をしあうチームアプローチを行うという特徴があります。図2−2にリハビリテーションにかかわるスタッフを示しました。

　ただし，どの病院・施設も，ここに示したスタッフを全員そろえているわけではありません。言語聴覚士は2023（令和5）年3月現在，約4万人が登録されていますが，まだまだ不足しており，残念ながらすべての病院や施設に配置されているわけではありません。もし最初に入院した病院に言語聴覚士がいない場合は，他のリハビリテーション専門職に相談して，言語聴覚士のいる病院に転院するか，外来通院のための紹介をしてもらうとよいでしょう。

　なお，どこに言語聴覚士がいるかは，各都道府県の言語聴覚士会のホームページで探すこともできますし，病院に医療相談室というところがあればそこで医療ソーシャルワーカー（MSW），あるいは施設や地域のケアマネジャーに相談することもできます。

3 急性期のリハビリテーション

　救急病院に入院すると，ほとんどの人は，まず失語症の原因となる疾患の治療を行います。担当の医師は，脳のコンピューター断層撮影（CT）や磁気共鳴撮影（MRI）などの検査結果から，現状と今後の治療法の見通し，後遺症などの説明をします。治療法は手術や点滴，内服などの薬物治療です。そして，救命治療が一段落したころから，急性期のリハビリテーションが始まります。

図2-2　リハビリテーションにかかわるスタッフ

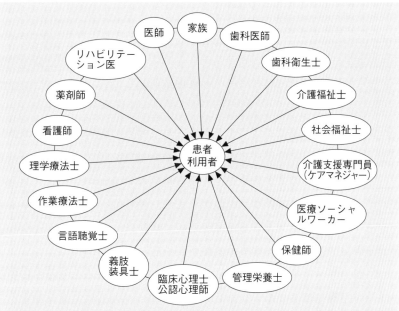

- ●医師…全身状態のリスク管理をします。
- ●リハビリテーション医…リハビリテーション医療における診断・治療・予防を専門とし，リハビリテーションチームのコーディネートをします。
- ●薬剤師…処方された薬剤の調製や服薬に関する管理・指導を行います。
- ●看護師…一般的な看護業務のほか，日常生活動作が実際の生活の場で獲得できるように援助します。
- ●理学療法士（PT）…運動や物理療法などを用いて基本的な動作能力などの回復を指導・援助します。
- ●作業療法士（OT）…作業活動を用いて主体的な日常生活動作の再獲得を図る指導・援助をします。
- ●言語聴覚士（ST）…言語機能や摂食・嚥下機能の回復を図るための指導・援助をします。
- ●義肢装具士（CPO）…装具や義肢・義手などの製作を行います。
- ●臨床心理士・公認心理師…心理的問題の評価・相談を行います。
- ●医療ソーシャルワーカー（MSW）…社会保障制度の利用方法などの相談を受けたり，他施設の情報を提供します。
- ●介護支援専門員…介護保険を利用するときにケアプランの作成や，サービス事業者との調整をします。ケアマネジャーとも呼びます。
- ●社会福祉士…日常生活に支障をきたす人たちの福祉に関する相談にのり，助言・指導を行います。
- ●介護福祉士…日常生活に介助が必要な人たちが安全に生活が送れるように介助，支援します。
- ●管理栄養士…栄養状態の管理と食事指導などの相談を受けます。
- ●保健師…主に在宅生活に戻ったときに出会う職種です。保健医療福祉サービスの橋渡し役で，健康管理についての相談も担当します。
- ●歯科医師…歯科的な治療を行います。
- ●歯科衛生士…専門的な口腔ケアを行います。

この時期は，まだ全身状態は安定しているとはいえませんが，廃用症候群[*2]や合併症を予防するため早期離床を目標に，できるだけ早く，積極的にリハビリテーションが行われることが提唱されています。しかし，ある程度の救命治療が終わったら，本格的なリハビリテーションを行うために回復期の病院に転院することが一般的なので，急性期病院の入院は，数週間に限定されることが多い状況です。

　急性期病院の言語聴覚士は，まず，症状を大まかに把握し本人と家族に説明します。同時に，家族から病前の言語習慣や職業，趣味，性格，経過などについての情報を集めます。そして，現在可能なコミュニケーション方法や家族の接し方，今後の方針などを説明します。簡単な評価はベッドサイドでも行えますが，全身状態が安定しおおよそ30分以上座れるようになれば，言語訓練室にてより詳しい検査や訓練を行います。

　この時期のリハビリテーションは，家族が期待しているような本格的なものではないかもしれません。しかし，この時期は身体的にも疲れやすく，集中力や注意力が不十分で脳の機能も本来の状態を発揮していないこともあります。また，特にコミュニケーションの障害の場合は，本人が自分自身の障害についてはっきり気がついていないことが多く，突然の障害にショックを受けて評価や訓練を受ける気持ちになっていないことも少なくありません。このようなとき，家族は本人にリハビリテーションを強制するのではなく，できるだけ気持ちに沿って見守るようなかかわりが必要です。

4　回復期のリハビリテーション

　急性期の後は回復期に移りますが，これらの時期がいつからいつまでかということは，本来は人それぞれで，時期を一様に発症からの日数で分けることはできません。しかし，実際の医療は医療保険でまかなわれており，診療報酬上はこれらの時期を日数で分けていて，それぞれの時期によって違います。2023（令和5）年3月現在では，急性期の病棟は14日を限度に患者を他の病棟に移送することになっているため，いわゆる回復期のリハビリテーション病棟には，医学的には亜急性期の状態の人が多く転院・転科してきま

＊2　廃用症候群には筋力低下や褥瘡，関節の拘縮などの局所的症状のほかに心肺機能の低下，消化器機能の低下，精神活動の低下などの全身性の症状があります。特に高齢者ではこうした変化が数日から数週間の臥床で生じるとされ，一番よい治療法は，廃用を起こさないように予防することだといわれています。

す。そして，疾患や重症度によって原則上限が180日のリハビリテーションを受けることになります。

言語のリハビリテーションについて，積極的なかかわりが可能になってくるのは，多くの場合この時期からです。言語訓練は通常，図2－3のような流れで行われます。流れに沿って，簡単に説明しましょう。

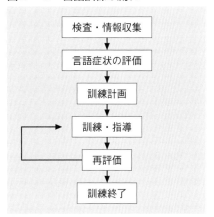

図2－3　言語訓練の流れ

＜検査・情報収集＞

言語機能全般についての検査を行います。知能検査や行動・行為などの検査を行うこともあります。また，病気や事故が発生する以前の言語状態は個人差が大きいので，発症・受傷前後の変化を家族から聞き取ります。

＜言語症状の評価＞

検査結果に基づき症状の詳細な評価を行います。適切な訓練の計画を立てるためには言語機能の各側面について（聞いて理解する・話す・読んで理解する・書く・計算するなど），どの程度保たれているのか，どんな症状があるかを詳しく調べ，分析します。

＜訓練計画＞

検査結果や会話の能力，本人や家族の希望，他のスタッフからの情報などをもとに，その人に合った目標を立て，訓練計画を立てます。訓練目標は，本人のおかれている状況によって異なるものです。たとえば，早期に職場や学校に復帰しなければならない場合もあるでしょうし，家庭への復帰が目標となる場合もあるでしょう。それぞれの目標に基づいた訓練計画を立てます。

＜訓練・指導＞

訓練は，言語能力に対するものと，実用的なコミュニケーション能力というもっと広い意味での会話能力に対するものがあります。

言語能力に対する訓練では，適切な言語刺激を呈示して答えてもらうという方法がよく使われます。ものの名前や動作を表した絵カードなどを見て絵

に応じた言葉を言う練習，聞いた言葉を理解する練習，漢字や仮名を読んで理解する練習，漢字や仮名で書く練習などです。どの練習をどのように行うかについては，症状によって異なります。また，前章でも述べたように，失語症の人の言えない，書けないという症状は，子どもに戻ったからではありませんから，子ども用の教材をそのまま使うべきではありません。

　また，身ぶりや文字，絵などの話し言葉以外の残されたコミュニケーション能力を使って人とやり取りすることも練習が必要です。一般的に失語症になったばかりの頃は，こうした話し言葉以外の手段も使いづらいのです。買い物などの実際の場面を想定して訓練を行うこともあります。

　訓練の形態は，20分から1時間程度言語聴覚士と1対1で行う個別訓練と，数人で行う集団訓練，自習などがあります。目標とするところや内容が違い，それぞれの利点があります。個別の訓練では，症状に応じた細かいプログラムを立てることができます。集団訓練では孤立感を癒すことができたり，他人と比べることで自分の障害を客観的に見ることができます。

　訓練時間や頻度は，症状や疲労の度合いによって決められます。頻度が多ければ効果があるように思えますが，疲れ果てるほど行ってしまっては逆効果です。この時期には，自分の障害の様子がわかってくることも多いので，リハビリテーションに積極的な気持ちになることもありますが，逆に以前の自分との違いにがっかりして憂うつな気分になったり，すべてのことに拒否的になったりすることもあります。言語聴覚士は，本人に見合ったコミュニケーション方法を用いてそのような思いや訴えを受けとめ，心理的な支援もします。また，周りの介護者や同じ障害をもっている人とのつながりに配慮し，コミュニケーション意欲を減退させないようにすることが大切です。

<再評価>

　リハビリテーションでは，通常3か月から6か月ごとに評価を行います。最初の評価と同じく，コミュニケーション能力に関する諸評価を行い，目標が達成されたかどうかの検討を行います。その結果，訓練内容の継続，変更，終了等を決定します。

第3節 退院後の生活

発症後2，3か月を過ぎても残っている失語症は，残念ながら完治が難しい障害です。多くの人が何らかの障害を残したまま退院することになります。

最近は入院期間が短くなっているので，まだ自分の障害について失語症の人自身も家族もよく理解できない段階で，不安を抱えたまま退院を勧められる場合も多いようです。退院後は，自宅に戻る場合と療養病床や介護老人保健施設，介護老人福祉施設（特別養護老人ホーム）などに移る場合などがあります。自宅から外来通院をしたり，施設でリハビリテーションを続ける場合もあるでしょう。職業や学業に就いていた人は，復職，復学について再検討を迫られることになります。主婦として過ごしてきた人も，これまでのような役割が果たせない場合もあるでしょう。生活を立て直すためには，周囲の多くの人の理解や協力が必要です。いずれにしてもほとんどの場合，人生の転換を図らなければならなくなります。

1 施設・制度の利用

2000（平成12）年から介護保険制度が始まり，要介護・要支援の認定を受けると，介護保険のサービスが受けられるようになりました。そのサービスのなかに言語のリハビリテーションも含まれており，最近ようやく介護老人保健施設や訪問看護ステーションの中に言語聴覚士が勤務する施設が増えてきました。施設を選ぶときに言語聴覚士がいるかどうかを担当ケアマネジャーに確かめましょう。

また，言語聴覚士をおく通所リハビリテーション（デイケア）や，通所介護（デイサービス）の施設もあります。しかし，介護保険のなかで言語のリハビリテーションが受けられる施設はまだ少ないので，専門職とともに，家族も行政や介護保険の事業所に働きかける必要があるでしょう。[*3]

介護保険のサービス以外に，市区町村が身体障害者に対するサービスとし

て，福祉センターなどでリハビリテーション事業を行い，その一環として言語のリハビリテーションが行われているところもあります。介護保険の対象者も受けているところ，介護保険の対象者は除外するところなどさまざまです。就労を希望する人については，最近は就労支援事業所がたくさんできています。いくつかのタイプがあるので，失語症のある人に対応できるか，その人の能力と希望に合うか，を検討する必要があります。

制度については第4節も参照してください。

2 社会参加

失語症の回復は長期にわたり，少しずつ回復するといわれていますが，家の中に閉じこもってテレビばかり見ている生活では，人とコミュニケーションをとるという言葉の大事な機能を使う場がなくなってしまいます。外出して人と会ったり，趣味活動に参加することで，他の人と通じ合いたいという，人としての基本的な心の動きが活発になり，コミュニケーションの意欲もわいてきます。意欲がわけば不自由ながらなんとかコミュニケーションをとろうとする姿勢が出てきます。多くの失語症の人と出会える場として「失語症友の会[*4]」があります。そこでは，お互い言葉につまりながらも，身ぶり手ぶりなど総動員して，なんとかして伝え合おうとしている姿をよく見かけます。このような姿勢は机の上の「言語訓練」ではなかなか得られないものです。生活をしながらいろいろなことに挑戦しているうちに，気がついたらコミュニケーションの力が上がっていたということがよくあります。仲間とのふれあいや，趣味などの楽しみ，大変だけれどなんとか気持ちが通じるという体験を積み重ねていくと，心が元気になり脳全体が活発に働くからではないかと思われます。

「失語症友の会」には同じ苦しみを経験した失語症の人がいて，話がうまくできなくても気持ちが通じ合う仲間がいます。家族も同じような体験をし

＊3　NPO法人失語症デイ振興会という失語症デイサービス・デイケアの開設・運営を支援する組織があります。連絡先：電話　049-288-3781　https://www.day-habataki.com/facility/

＊4　地域の失語症の人同士の交流とお互いの支援を目的として作られている障害者自身の団体です。失語症友の会の全国組織である日本失語症協議会（NPO法人）には現在全国各地の79の友の会が所属しています（2023（令和5）年3月現在）。各友の会では交流会や学習会，バスハイクなどを行い，日本失語症協議会では行政府への働きかけ，全国大会開催，失語症啓発の講演会などの活動を行っています。全国大会には，北から南まで多くの会員，家族，ボランティアが一堂に集まり，交流の輪を広げています。〈問合せ先：日本失語症協議会事務局（電話：03-5335-9756　ファックス：03-5335-9757　メール：office@japc.info）〉

た人同士，悩みや解決法を話し合う場にもなります。理解し合える仲間をもつことはとても力づけられますし，ともすれば孤立しがちな生活を，人や社会とつながりをもった生活に導いてくれることになります。

　「失語症友の会」で自信をつけて，失語症以外の人たちの集まり，趣味活動などの集まりにも参加できるようになる人も大勢います。絵画や書道，音楽などの芸術活動は，言葉が不自由でも十分に活動できる領域です。また，囲碁や将棋，麻雀などのゲームも病前と同じようにできる人が多いようです。そのような趣味活動を楽しみながら交流の機会をもつことができれば，格段に QOL が向上することでしょう。

　失語症の人の不自由なコミュニケーションを補って社会との橋渡しをする失語症会話パートナーや意思疎通支援者のサポートがあれば「失語症友の会」や趣味の集まりへ参加しやすくなり，社会参加が促進されるでしょう（第2章第4節，第5章第2節）。

　通所介護（デイサービス）や通所リハビリテーション（デイケア）も大切な社会参加の場です。そのような場で失語症の人が孤立しないように，介護スタッフにも失語症の人とのコミュニケーションが上手にできるようになってもらいたいものです。失語症の人とのコミュニケーションは失語症の知識と会話の技術を学べば，一般の人にも十分可能です。第2部を参考に，失語症の人とのコミュニケーションを「難しい」と決めつけないで，是非挑戦していただきたいと思います。

3 就労支援

　失語症の人の社会参加を考えるとき，「就労」は外すことはできません。しかし，失語症の人の復職率をみると，脳卒中患者全体の復職率と比べ，低くなっています。言語能力，コミュニケーション能力の低下は，仕事に復帰したり，新しい仕事を見つけようとするときに大きな壁となってしまいます。

　それだからといって，すぐにあきらめることはありません。最近は障害のある人の就労を支援する機関がいろいろ用意されています（図2−4）。入院中から，病院のリハビリテーションの担当者やソーシャルワーカー（相談員）と，今後の仕事をどうするか，一緒に考えてもらいましょう。復職を目指す人は，会社の休職期限を考え，逆算して，会社と連絡をとる時期を定め準備をしていくとよいでしょう。

　会社を退職しなければならなくなったときでも障害者のための就労支援機

関で再就職の準備ができます（第2章第4節）。障害者手帳を取得しておくと，そのような機関を利用するときメリットがあります。就労には一般就労，障害者雇用枠での就労，福祉的就労があり，その人の障害の状態，体力や集中力などを考えて，適した仕事を選ぶことになります。福祉的就労からスタートし，レベルアップをしていく人もいます。

　無事に復職・就労した後も職場ではいろいろ困難なことがおこります。一人で抱え込まず，会社の同僚，上司，人事課担当者，保健室に障害を理解してもらい，働きやすい職場にしていくことが大切です。必要があれば，ジョブコーチ（職業適応援助者）という専門的な支援者が職場に出向いて助言や提案を行う支援もあります。

　多くはありませんが，失語症を抱えながら仕事をしている人たちが集まる自助グループもあります。そこでは自分の言葉の障害を気にせず仕事上の大変さを話せて気持ちが楽になります。また，対処の仕方や工夫，役に立つ情報等も共有できて，力になることと思います。当法人では，あゆむ会という仕事に就いている人を対象とした自助グループを開催しています。そのような場所に参加してみることもお勧めします。

図2−4　主な就労までの流れ

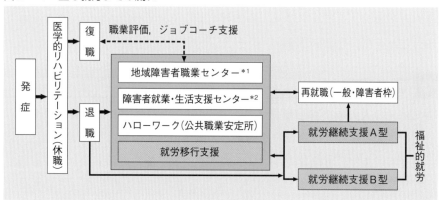

注
＊1　地域障害者職業センターは，公共職業安定所等の地域の就労支援機関との密接な連携のもと，障害者に対する専門的な職業リハビリテーションを提供する施設として，全国47都道府県に設置されている。
＊2　障害者就業・生活支援センターは，障害者の職業生活における自立を図るため，雇用，保健，福祉，教育等の関係機関との連携のもと，障害者の身近な地域において就業面および生活面における一体的な支援を行い，障害者の雇用の促進および安定を図る目的として，全国に設置されている。（2024（令和6）年4月時点で全国に337箇所設置）
詳細は，厚生労働省のホームページのサイト内検索で，「障害者雇用対策　障害者の方への施策」で検索してください。

コラム3　言葉がうまく出てこないくやしさ

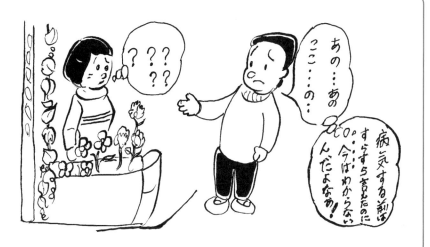

　こちらも，失語症の人が自分の心境をイラストにしたものです。言葉がうまく出てこないもどかしさが伝わってきます。

第4節 福祉サービスの基礎知識

　病院を退院した後は，介護保険制度や障害福祉制度といった福祉サービスを利用することができます。失語症の原因となった疾患や障害の状態，年齢によって利用できる制度やサービスが異なります。入院中に病院の医療ソーシャルワーカーやお住まいの自治体の担当窓口で相談しながら，福祉サービスを上手に利用していきましょう。

1 介護保険制度

　介護保険制度は，介護の家族負担を軽減し，社会全体で支えることを目的に 2000（平成 12）年に始まりました。40 歳になると介護保険に加入しますが，被保険者は，65 歳以上の人（第 1 号被保険者）と，40 歳から 64 歳までの医療保険加入者（第 2 号被保険者）に分けられます。

　第 1 号被保険者は原因を問わずに要介護認定または要支援認定を受けたときに，第 2 号被保険者は国が定めた特定疾病が原因で認定を受けたときに，介護サービスを受けることができます。失語症の原因疾患で最も多い脳血管疾患（脳梗塞，脳出血，くも膜下出血等）は特定疾病に指定されていますので，40 歳以上の人は介護保険が利用できます。ただし，同じように脳にダメージを負う，脳腫瘍，[*5] 頭部外傷，脳炎，低酸素脳症は含まれません。

＜介護サービスの利用方法＞

　介護サービスを利用するには，要介護（要支援）認定を受けることが必要です。

　手続きの流れは，『市区町村の窓口に申請 ⇒ 認定調査 ⇒ 認定審査 ⇒

＊5　「がん」は，医師が一般に認められている医学的知見に基づき，回復の見込みがない状態に至ったと判断したものに限り特定疾病に含まれる（介護保険法施行令第二条）。

要介護認定（要介護1〜5，要支援1，2または非該当のいずれか）⇒ ケアプラン作成 ⇒ サービス利用契約 ⇒ サービス利用』となります。退院後すぐに利用するために，入院中に申請する人が多いと思います。

　ケアプランは，要介護1〜5と認定された人は，居宅介護支援事業者と契約し，ケアマネジャーに依頼して，介護サービス計画（ケアプラン）を作成します。また，要支援1，2と認定された人は，地域包括支援センターで担当職員が介護予防サービス計画（介護予防ケアプラン）を作成します。

　介護保険による主なサービスについては，表2−2に示しました。

┌─ **コラム4　地域包括支援センターを知ってますか？** ─────────
│
│　　地域包括支援センターとは，保健・医療・福祉の側面から地域の高齢者を支える「総合相談窓口」です。自治体により名称はさまざまですが，人口2〜3万人の日常生活圏域（一般的に中学校区域）に1か所設置されており，保健師，社会福祉士，主任ケアマネジャーなどのスタッフがいます。
│　　そこでは，各種制度の説明や相談窓口の紹介など，具体的な解決策を提案してくれます。介護についての不安や悩みについても安心して相談することができます。また，介護認定で要支援となった場合，介護予防ケアプランを作成し，介護予防のサービスへの参加を促してもらえます。
│　　さまざまなサービスを自分から探し出すのは大変なことです。困ったり迷ったりした場合は，一人で抱え込まずに，まずはお近くの地域包括支援センターにご相談することをお勧めします。
└───

2　障害福祉サービス

　介護保険の対象にならない年齢や疾病の人，または介護保険の対象の人でも介護保険にはないサービスを受けたい場合，障害のある人への福祉サービスを利用できます。

　福祉サービスの基本的な部分は，「障害者総合支援法」（2013（平成25）年4月施行）に規定されています。

＜障害者総合支援法による福祉サービス＞

　障害者総合支援法は，障害のある人の日常生活および社会生活の総合的な支援を規定したもので，訓練や介護，生活の場や日中活動についての支援や相談支援などがあります。大きく分けて「自立支援給付」と「地域生活支援事業」の2つがあり，そのなかでさらに細かくサービスが分かれています。

① 自立支援給付

　自立支援給付には，①介護給付，②訓練等給付，③相談支援，④自立支援医療，⑤補装具があります。訓練を受けたい場合は，②訓練等給付を利用しますが，介護保険と同じような認定調査を経て，障害程度区分の認定や個別支援計画の作成などが必要になります。主には，「自立訓練」（機能訓練と生活訓練）として，一定期間，身体機能または生活能力の向上のために必要な訓練を受けることができます。

　また，就労支援に関する訓練等給付には，「就労移行支援」と「就労継続支援」があります（表2-2）。就労移行支援は，一般企業等への就労を目指す人を対象に，就労のために必要な知識やスキルを習得する訓練を行います。利用期間は原則2年間となります。就労継続支援は，現時点では一般企業等への就労が難しい人に，働く場を提供しながら，必要な知識や能力向上のための訓練を行います。A型（雇用型）とB型（非雇用型）があり，A型は雇用契約を結ぶため，最低賃金が保障されるかわりに勤務時間や通所日数に条件があります。一方のB型は雇用契約を結ばないため，自分の状態に合わせて利用することができますが，工賃となるため，得られる収入は限られます。両方とも利用期間に制限はありません。

② 地域生活支援事業

　地域生活支援事業は，市町村及び都道府県の創意工夫による事業のため，内容は各自治体で異なります。意思疎通支援事業，移動支援事業，地域活動支援センター機能強化事業などがあります。失語症の人に対する意思疎通支援については，2018（平成30）年度より，都道府県必須事業として行われている「専門性の高い意思疎通支援を行う者の養成研修事業」に「失語症者向け意思疎通支援者養成研修事業」が追加されました。

＜失語症者向け意思疎通支援事業＞

　失語症の人にも，聴覚障害の人への手話通訳と同じように意思疎通支援者が必要だと認められました。「専門性の高い意思疎通支援を行う者」として，養成は都道府県の必須事業に，派遣は市町村の必須事業に位置づけられています。意思疎通支援者は，「失語症者の多様なニーズや場面に応じた意思疎通支援を行うために必要なコミュニケーション技術を習得している者」とし，国の定めた40時間のカリキュラムを修了する必要があります。

　意思疎通支援者の派遣を利用することで，病前には一人で当たり前に行っ

表2－2　介護保険と障害者総合支援法による主なサービスについて

	介護保険のサービス	障害者総合支援法のサービス
対象	65歳以上の人（第1号被保険者） 40〜64歳までの医療保険加入者で 特定疾病の人（第2号被保険者）	障害者手帳取得者 （65歳までのサービスもある）
利用要件	介護認定を受ける	支給決定を受ける
訓練	訪問リハビリテーション 通所リハビリテーション（デイケア）	自立訓練（機能訓練・生活訓練） 就労移行支援 就労継続支援（A型，B型） 就労定着支援 自立生活支援
在宅 日中活動	訪問介護（ホームヘルプ） 通所介護（デイサービス） 短期入所生活介護（ショートステイ）	居宅介護（ホームヘルプ） 生活介護 短期入所（ショートステイ）
施設（入所）	特別養護老人ホーム 介護老人保健施設（老健）	施設入所支援
福祉用具	福祉用具貸与 住宅改修	補装具，日常生活用具の支給
その他		失語症者向け意思疎通支援者派遣 移動支援 地域活動支援センター 成年後見制度利用支援　など
窓口	市区町村の介護保険課 地域包括支援センター	市区町村の障害福祉課

※どちらのサービスを利用するかは，原則は介護保険優先になるが，介護保険サービスにないものに関
しては障害福祉サービスを受けることが可能です。「障害者総合支援法に基づく自立支援給付と介護
保険制度との適用関係等について（平成19年厚生労働省社会・援護局障害保健福祉部通知)」

ていた会合や会議，病院，買い物，各種手続きなどを，家族等に頼らずにでき
るようになります。まだ始まったばかりの事業であり，自治体により実施状
況や派遣内容はさまざまですが，今後発展していくことが期待されています。
　障害者総合支援法による主なサービスについては，表2－2に示しまし
た。

＜障害者手帳＞

　障害福祉サービスを利用する場合，原則として障害者手帳が必要になりま
す。手帳には，以下の3種類があります。手帳の取得については，まずは主
治医に相談してみましょう。主治医がいない場合は，お住まいの自治体の障
害担当窓口で相談してください。

❶　身体障害者手帳

　手足の麻痺や言語，視覚，聴覚など身体の機能に一定以上の障害があると

認められた人に交付される手帳です。都道府県知事指定の医師（身体障害者福祉法第15条指定医）の診察を受け，診断書を作成してもらうことが必要です。診断書をもとに各都道府県で審査のうえ手帳が交付されます。障害の状態により等級が分かれ，等級は障害の重い人から1級〜6級となります。失語症は，「音声機能，言語機能又はそしゃく機能の障害」に含まれ，3級（完全な喪失）か4級（著しい障害）となります。

② 精神障害者保健福祉手帳

　高次脳機能障害により日常生活や社会生活に制約が生じた場合，「器質性精神障害」と診断されると精神障害者保健福祉手帳を申請することができます。診断書の作成は，精神科医のほか，リハビリテーション科医，脳外科医等でも可能です。初診日から6か月経過していることが必要であり，手帳は2年ごとの更新制になります。等級は1級〜3級があります。

③ 療育手帳

　発症や受傷が18歳未満で，指定機関で知的障害があると判定されると申請できる手帳です。

　以上の障害者手帳を取得すると，公共料金の割引や，税金の軽減，助成金などが受けられます。ただし，手帳の種類，等級によって提供されるサービスが異なります。また，自治体によっても異なりますので，詳細は，お住まいの自治体の障害担当窓口で確認してください。
　下記にサービスの一例をあげます。
・補装具費（車いす，下肢装具などの購入・修理にかかる費用）の支給
・日常生活用具の給付
・自立支援医療[*6]（精神通院医療，更生医療，育成医療）の費用の支給
・JR・私鉄・バス・国内航空機の料金や高速道路の利用料金などの割引
・障害者施設の利用
・美術館，音楽会，映画館などの割引
・公共料金の減額，免除，携帯電話基本料金の割引

＊6　心身の障害を除去・軽減するための医療について，医療費の自己負担額を軽減する公費負担医療制度（障害者総合支援法第6条）。

　身体障害者手帳には，障害種別と等級の他に，第1種，第2種という区分があることをご存じですか？

　この区分は，手帳の「旅客鉄道株式会社旅客運賃減額」という欄に記載があり，電車を利用する場合の割引を受ける際に関わってきます。例えば，JR運賃の割引に関しては，第1種の人は，距離に関係なく本人と介護者ともに5割の割引を受けることができますが，第2種の人は，片道100キロを超える区間を単独で乗車する場合のみしか割引はありません。

　失語症の障害区分である「音声機能，言語機能又はそしゃく機能の障害」は第2種になります。「介助が必要」という事が基準になっていると思いますが，失語症の人は，どの電車に乗ればよいのかがわかりにくい，アナウンスが理解できない，困ったときに人に尋ねることができない等の理由により，一人での電車利用を躊躇する人もいます。残念ながら失語症は「介助が必要」とは理解されていないのです。改善を求めたいところです。

3　障害年金

　障害年金は，病気やけがによって生活や仕事などが制限されるようになった場合に，受け取ることができる年金です。

　障害年金は，病気やけがで初めて医師の診療を受けたときに国民年金に加入していた場合は「障害基礎年金」，厚生年金に加入していた場合は「障害厚生年金」が請求できます。

　また，障害厚生年金に該当する状態よりも軽い障害が残ったときは，障害手当金（一時金）を受け取ることができる制度もあります。

　障害の状態により，障害基礎年金は1級・2級，障害厚生年金は1級〜3級の年金を受け取ることができます。なお，この等級は障害者手帳の等級とは異なりますのでご注意ください。

　年金の請求手続きは，概ね初診日から1年6か月後に認定を受けることができますので，年金事務所または市区町村の年金課に相談してください。

4　民間による支援

　公的な福祉サービス以外にも，NPO法人や社会福祉協議会など民間によるサービスを利用する方法もあります。障害により移動が困難な人への移動サービスを行っているNPO法人や，社会福祉協議会では地域の支え合い活動で「サロン」や「ミニデイ」を開いています。その他にも独自のサービスがさまざまありますので，お近くの社会福祉協議会やボランティアセンター

などに問い合わせてみてください。

第2章　参考文献

日本リハビリテーション病院・施設協会編『高齢者リハビリテーション医療のグランドデザイン』青海社，2008.

NPO法人日本医療ソーシャルワーク研究会編『医療福祉総合ガイドブック 2023年度版』医学書院，2023.

東京都心身障害者福祉センター「高次脳機能障害者地域支援ハンドブック（改訂第六版）」2023.

齋藤薫・大場龍男『高次脳機能障害のある人への復職・就職ガイドブック』中央法規出版，2017.

障害者職業総合センター『失語症のある人の雇用支援のために—事業主と失語症のある人のための雇用支援ガイド』2011.

厚生労働省ホームページ
https://www.mhlw.go.jp

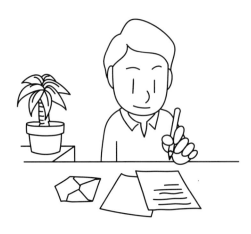

第3章
失語症から起こるさまざまな問題

　言葉は，社会生活を送るうえで自分の意思を伝え，情報を得る道具として不可欠なものです。おしゃべりは人との交流を円滑にする道具でもあります。また，考えや気持ちを自分のなかで整理し，まとめていく役割も果たしています。

　失語症になると，何の不自由もなく使っていた言葉が，ある日突然，以前のようには使えなくなります。自分の言いたいことが言えない，人の話が理解できない，文字や文章が読めない，書けないなどの障害のため，仕事や学業を続けることが難しくなるかもしれません。また，テレビやラジオ，新聞の情報が理解できなかったり，手紙や書類を書くことが難しくなるかもしれません。さらに身体の障害も加わると，社会生活に大きな制約を受けることになります。

　失語症は言葉の障害ですが，失語症になると，単に言葉の問題だけではなく，さまざまな問題を抱えることになります。それをどの程度不自由に感じるかは，個人の価値観や，その人のおかれた社会的立場などにもよりますが，ほとんどの人がそのために心の痛みを抱えています。失語症の人ばかりでなく，家族も同様です。失語症の人と家族を支援するうえで心のケアは欠かすことができません。

　ここでは，失語症から生じる問題について考えていきます。

第1節 障害が理解されにくい

　失語症は，以前に比べると，新聞やテレビで取り上げられる機会も増え，社会に知られるようになってきました。そうはいっても，「失語症」という言葉を聞いたことがないという人が多いのが現状です。また，「失語症」という言葉は聞いたことがあっても，「失語症は精神的ショックでしゃべることができない」「失語症になっても，字は書けるから筆談できる」「失語症でも，50音表のような文字盤を指さしてもらえば，意思を伝えられる」というような誤った理解をしている人もいます。自分や家族が失語症になって，初めて失語症を知ったという人も少なくありません。

　失語症は，目に見えない障害です。一人ひとり症状が違います。耳が聞こえるのに人の話がわからない，声が出るのに言いたいことが言えないという症状は，一般社会はもちろん，家庭においてもなかなか正しく理解してもらえず，能力が実際より低くみられて子ども扱いされることがあります。言いたいことと違う言葉が出てしまうために，「変なことを言う」「嘘をついている」と思われるなど，しばしば誤解を受けます。

　本人が言い間違いに気づかない場合もあります。話をしている相手が，「あれ，今のは変だな。違うんじゃないかな」と思うような言葉に言い間違えた場合は，その場でお互いに気づくかもしれません。でも，言い間違えた言葉がそのときの状況で気づきにくい場合は，そのまま話が進んでしまい，後になって，いろいろと問題が起こります。たとえば，3日に「5日の2時に，駅で待ち合わせましょう」と言おうとした失語症の人が，「昨日の2時

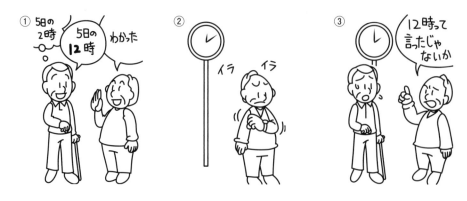

に」とか,「5日の25時に」と言い間違えれば,相手はすぐ気づきますが,「明日の2時に」「5日の12時に」と言ってしまった場合は,修正されないまま話が進み,待ち合わせがうまくいかなくなります。

　誤解を受けても,その誤解を解くために言葉でいろいろと説明をすることは非常に難しく,問題を余計に複雑にしてしまう場合があります。このようなことが繰り返されると,家族関係や友人関係に支障が生じることもあります。職場復帰した場合も,周囲が障害を十分に理解していないと,トラブルが起こることがあります。言葉の障害ゆえに,自分の症状や苦しい気持ちを周囲に訴えていくことも難しく,これも失語症を社会から見えにくくしている一因になっています。

　Aさん（50代・男性）は,簡単な内容なら,相手の話を理解することはできるのですが,自分から何かを伝えようとすると言葉にならず,「あれ」「あの」「ちょっと」を繰り返してしまいます。職場復帰はかないませんでした。手足の麻痺がないため,余計に障害を理解されにくく,近所の人たちに「何で仕事に行かないで,家にいるの？」と言われても自分ではその理由をうまく説明することができず,つらい思いをしたそうです。

　Bさん（60代・女性）は,スラスラと話ができるので,一見問題がないように見えるのですが,相手の話していることが理解できなかったり,言いたい言葉が出てこなかったり,違う言葉を言ってしまいます。一緒に暮らす娘さんは,Bさんの症状が理解できず,イライラすることも多かったそうです。ある日,娘さんが友人と話をしていて,学生時代に好きだった本の名前がどうしても出てきませんでした。一生懸命思い出そうとしたけれど出てこなくて,「母は,普段の何でもないような簡単な言葉で,いつもこんな大変な思いをしているんだ」と実感したそうです。

　Cさん（50代・男性）は,失語症になったばかりのころは,症状が重く,簡単な言葉もなかなか出ませんでした。3年後にはかなり回復して,日常会話では一見困っていないように見えます。でも,話をしているとき,言いたい言葉が出てこないと,別の言い方がないか,いつも考えるそうです。一番言いたい言葉の代わりに似たような意味の言葉を言うことが多く,「本当は,違う言葉を言いたいのに」という思いをしています。少し複雑な内容の会話になると,言いかえもうまくいかず,言葉が出てこない場合があります。そんなCさんは,友人に「大丈夫だよ。言語障害はたいしたことないよ」と言われることがあり,「一部分だけみて,そう言われるとつらい」と感じています。

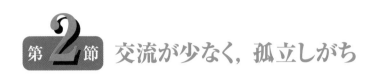

第2節 交流が少なく，孤立しがち

1 コミュニケーションがうまくとれない

　多くの失語症の人は，自分の意見や気持ちをうまく他人に伝えることができません。人の言っていることをよく理解することも困難です。さらに，自分のそういう状態を人に伝えることも難しいのです。

　相手の言うことを十分に理解できないために，自分のおかれている状況がよくわからず，周りの人との間に誤解が生じたり，人間関係がぎくしゃくしてしまうことがあります。友人，知人ばかりか，家族とさえも気まずい関係になってしまいがちです。自分の知らないうちに物事が決められてしまったり，言いたいことがあっても言えなくて，我慢を強いられることもしばしばあります。

　コミュニケーションがうまくとれないと，周囲の人は遠慮して，失語症の人に話しかけなくなってしまいがちです。失語症の人は，質問の仕方を工夫してもらったり，言い方を変えてもらえば理解できる場合があります。言葉が出なくても，漢字単語で書かれた選択肢を見て，その中から答えを選ぶことができたり，「はい・いいえ」でなら答えられる場合もあります。でも，周りが「話しても，わからないだろう。答えられないだろう」と，本人が一

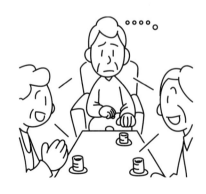

緒にいるのに本人には話しかけず，家族に全部質問して答えてもらうという
ことがよく起こります。

　Dさん（50代・男性）は，家族との会話で難しい内容になると，あまり
口をはさまずに黙って聞いていることが多いのですが，ときどき「あんまり
黙っているのも悪いかな」と思い，頑張って話そうとするそうです。でも，
考えをまとめようとするとうまく言葉が出てこなかったり，違う言葉が出て
しまいます。そういうとき，奥さんが「何？」「どういうこと？」「もう一回
言って」と繰り返すので，「こんちくしょう！」と思うそうです。

2　会話の機会が少なくなる

　私たちにとって，家族や友人とのコミュニケーションはとても大切で，楽
しいものです。でも，失語症の人は，話をすること自体が大変なので，会話
を楽しむ余裕がなくなります。おしゃべりをして，気晴らしをすることも難
しくなります。冗談を楽しむ，真面目な議論をする，悩みを相談するという
ことが，今までのように気軽にできなくなります。

　失語症の人は，言いたいことはたくさんあるのですが，会話がスムーズに
進まないので相手に悪いと思ってあきらめてしまうことも多いようです。
「本当は，わかるまで話をしたかったんだけど，家族のほうが嫌になっちゃ
うだろうから，黙っていた」という失語症の人がいました。

　言葉の力を改善させ，維持していくためには，日ごろから多くの人と会話
をすることが望ましいのですが，実際には，症状の比較的軽い人でも，人前
に出ることや，話をしなければならない場面に出ることをためらいます。家
族や友人も，どう話しかければよいかわからないこともあり，失語症の人
は，人と言葉をかわすことが非常に少なくなります。

　Eさん（70代・男性）は，言葉が思うように出てこないことがあります
が，デイサービスでの言語療法のグループ訓練場面では，積極的に話し，冗
談も言ってみんなを笑わせます。でも，理学療法のグループで雑談をすると
きは，自分以外の人は失語症ではないため，「みんながいろいろなおもしろ
い話をするから，自分は聞いて笑っていればいい」と思って，黙っているそ
うです。本当は自分も話をしたいのですが，周りの会話のテンポについてい
くのが大変なので，遠慮してしまうのです。

3　情報が届かない

　話し言葉や文字の理解に障害があると，テレビや新聞の内容はもとより，

身の回りの言葉のやりとりにもついていくのが困難になります。町内会のお知らせや，ゴミ出しの変更，停電や断水のお知らせ，病院の休診，待ち合わせ場所の変更など，日常生活を送っていくには，いろいろな情報を理解し，整理していかなければなりません。

　お子さんがいる場合には，学校からいろいろなお知らせや，提出しなければならない書類をもって帰ってきます。その内容が理解できなかったり，書類に記入することができないと，お子さんも大変な思いをすることになります。元気なときは苦もなくできていた情報への対処が，失語症になると難しくなるのです。

　また，電話で話すのはお互いの顔が見えず，言葉だけのやりとりになるので，失語症の人には大変です。かかってきた電話の伝言をメモするということも，非常に難しくなります。聞いた内容を理解して，要点をまとめて書かなければならないからです。「電話には出ない」という失語症の人は少なくありません。

　最近はスマートフォンやパソコンで情報を得ることが多くなっており，失語症の人にとっても便利な道具になっていますが，この操作が難しくなることがあります。特に発病当初は多くの人が困惑されるようです。

　Fさん（50代・男性）は「目が覚めてパソコンの使い方が全くわからなくなっていた。おかしいな，こんなはずはないなと思ったが，言葉が話せない。パソコンと言葉，ダブルパンチで自分がおとしめられたように感じた。自分の姿にワンワン泣いた」と体験を書いています。2年半経った今は「現実を受け入れて，できないものはできないとして，最初からやり直しているが，病前に比べ，覚えるのにとても時間がかかり，左手でやるのも大変だ。IT機器の操作は今の時代不可欠なので訓練のなかでセラピストにしっかり

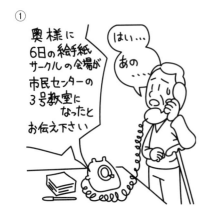

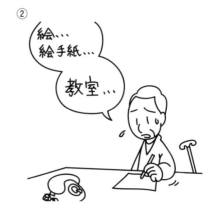

と教えてもらいたい」と思っているそうです。

4 外出が困難になる

　身体に障害があると，日常生活を送るうえで人から援助を受けることが多くなりますが，特に外出には人の手を必要とします。失語症の人は，体の右半分が麻痺することがあり，杖や車いすが必要になる人がいます。最近，バリアフリーという言葉をよく見聞きするようになりましたが，実際に外に出てみると，段差が多かったり，道路が放置自転車で狭くなっていたり，車の通りが激しい道でも歩道がないことがあり，大変です。また，スロープやエレベーター，障害者用トイレ，ノンステップバスなどは整備されてきていますが，まだ十分とはいえません。一人で自由に行動することが難しく，仕事や楽しみとして社会のいろいろな活動に参加したくても思うようにはできません。

　一人で出かけることができたとしても，失語症の人は，初対面の人と話をするのが特に苦手です。何かを尋ねたり，何かを頼みたくても，言葉に自信がなく，子ども扱いされたり，馬鹿にされたりするかもしれないと思うと，ついためらってしまう場合が多いのです。「買い物に行って，欲しいものが見つからなかったけど，店員さんに聞くのが嫌で，そのまま帰った」「外出先で電車が運休になっても，その理由や迂回経路がわからなくて困った」と話す失語症の人がいました。

5 人との交流の機会がない

　病前からの友人と，趣味などを通して変わらない付き合いを続けている失語症の人もいますが，一方で「病気になったら，友だちが全然いなくなった」という人もいます。失語症があるために人間関係がうまくいかず，長く付き合いのあった友人，知人や家族とも気まずい関係になってしまうことがあるのです。そうでなくても周囲の人は，障害への気づかいから連絡を控えてしまいがちです。失語症の人も，話をすることに自信がなく，人前に出ることを避けるようになります。「人としゃべりたくない」「話す機会がないほうが楽だ」と思ってしまい，「人と会わないほうが楽だ」となってしまうのです。

　こうして，失語症の人の生活は，人と会ったり，交流したりする機会が極端に少なくなってしまうのです。

　Ｇさん（50代・男性）は，「いろいろなところや，仲間のところで話した

いが，うまく話せない。話せなくてイライラする。自分のこのイライラをわかってくれる人と会いたいと思う。でも，会って話をしても，なかなか自分が満足いくような話にならない」と言います。本当は，会話をもっと深めたいと思うのですが，失語症のためにうまくいかないのです。

6 孤独である

　情報からとり残され，人との交流も非常に少ないなかで，失語症の人は社会から孤立しがちです。情報が少ないと新しい生活の将来像を描きにくくなります。交流が少ないと，病気をする前の自分と比べてしまいがちで，他の人の様子から学んで自分の状態を客観的に見る機会に恵まれません。

　この孤独から抜け出すのに必要なのが仲間づくりです。家族や友人，社会の支えはもちろん大事ですが，多くの失語症の人が，立ち直りのきっかけとして同病者との交流をあげています。失語症の人の気持ちを本当にわかることができるのは，同じ失語症の人です。失語症になったために起こったつらいこと，悲しいこと，くやしいこと，頭にくることをお互いにわかりあえるのです。

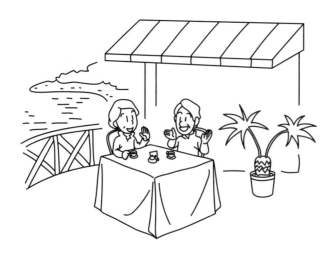

第 **3** 節　自分に自信がもてない

1　人生計画が狂う

　言葉の障害は，それまで積み上げてきた生活に，人生半ばで大きな変更をもたらすことになります。現代社会では，社会生活を送るうえで言語能力が不可欠です。そのため失語症になると，多くの場合仕事や学業を続けていくことが困難になり，配置転換や退職，退学を余儀なくされます。趣味活動など，職業以外の社会生活でも，病前どおり参加することが難しくなります。私たちは将来について，いろいろと考えながら生活しています。でも失語症になると，「10 年後に退職するから，それまでに○○しておこう」とか，「来年は息子が大学に入るから，○○しよう」というような将来の予定や，「卒業したら，○○になろう」「お金が貯まったら，思い切って○○を始めよう」というような夢の変更を迫られます。

　ある日突然，失語症になることで，「こうありたい」「こうなるといいな」と思い描いていた人生が送れなくなってしまいます。失語症の人には，「こんなはずではなかった」という思いが強くあります。

2　役割が変化する

　一家の大黒柱が失語症によって職を失うと，家計を支える役割も失うことになります。復職できた場合でも，病前どおりの仕事を続けることが難しくなり，配置転換されるなど，職場で果たす役割が今までとは変わってしまうことがあります。また，主婦が倒れると，家事を今までのようには行うことができなくなり，家庭内の中心的役割を果たせなくなることもあります。

　そのような状況のなかで，失語症の人の多くは，今までの自分の役割（夫，妻，親，社会人，学生としての役割）を十分に果たせなくなったと感じています。社会や家庭において何らかの責任ある役割を果たし，そこに自分の価値や生きがいを見いだすことは，社会人にとって普通のことですが，

失語症によって役割や立場が変化して，自分自身の存在意義が揺らいでしまう場合も少なくありません。

Hさん（50代・男性）が失語症になったとき，高校生と中学生のお子さんがいました。お子さんが成長するにしたがって，普段の会話の内容にもついていけないことが増え，進路の相談や，人生の相談にのってやりたくても，うまく言葉にすることができず，つらい思いをしたそうです。

3 自分に自信がもてない

失語症になると，病前には何不自由なくできていたことができなくなって，誰しも大きなショックを受けます。何事にも自信がもてなくなって，落ち込んだり，無気力になったりする場合もあります。

「失語症になって，自分に自信がもてなくなりましたか」をテーマに，失語症の人のグループで話し合ったとき，普段は温厚なIさん（70代・男性）は，「相手にしてもらえない。自信どころの騒ぎではない」と強い口調で話しました。また，Jさん（50代・男性）は，「話をしていて，言葉が1回詰まると，ずっと詰まってしまう。体の麻痺もある。自分自身が本当にやりたいことを，昔のとおりやろうと思っても，今はもう無理。そういう意味では，自信はなくなった。でも，これが今の状態。それ以上に望んでも駄目。今の状態を土台にして，今，自分がやれることを精一杯やって一歩ずつ着実に上がっていけばいいと思う」と話しました。

気持ちの整理には非常に長い時間がかかります。家族や周囲の人々，社会からの適切な支援のもと，多くの失語症の人は，少しずつ前向きに生きていけるようになりますが，失語症とつきあっていこうと思えるようになるまでには，3年，5年，10年，あるいはもっとかかります。「病気になってから5年経って，やっと，病気になってやめたことをまたやりたいなと思うようになった」という人もいます。

第4節 家族の悩みも大きい

　第3節で述べてきた失語症の人の悩みは，多くの場合，家族の悩みにもつながります。毎日続く生活のなかで，失語症の人を支え続けるのはまず家族です。

　とはいえ，近年は家族のあり方が，多様になってきました。日中は仕事をしている家族も多いでしょうし，単身独居の人も増加しています。介護保険も普及し，デイサービスや訪問リハビリテーションなどのサポートを積極的に受けようとする人も多くなっていると思われます。年齢に応じて，入院中から介護認定を受け，ケアマネジャーが退院後に通える場所や入所先を探してくれるようにもなってきました。利用できる社会資源に関しては次の節で説明します。

　ここでは，多様な家族関係や社会の変化のなかでも共通して問題になることを挙げてみました。

1 毎日が推測

<失語症特有の問題>

　身体に不自由があることを前提に，失語症がある人と失語症がない人の家族のストレスに違いがあるのかを調べたことがあります。失語症のない人は，例えば浴室の改修を頼む際に，本人が手すりの高さや設置場所に関して注文を出して，希望どおりに設置してもらえたそうです。一方，身体障害と失語症の両方を併せもっている人の場合には，家族や理学療法士などが本人の様子から推測して，設置場所などを決めたそうです。本人に確認するにも，時間がかかったり，うまく伝えられなかったりすると，誰かが代わりに判断します。後で実際に使ってみて不自由を感じるのは，本人や介護する家族です。身体障害と失語症を併せもっていると，身体の障害に対する支援を依頼しようにも，自分で言うことができないので，二重苦どころか，苦労は

何重にも重なってしまいます。

＜細かい変化を伝える困難＞

　日常生活は毎日同じようで同じではなく，細かな変化は必ずあります。その変化を伝えるのは，多くの失語症の人にとって，難しいことです。失語症の人が何か伝えようとしているけど，何度も聞くと，悲しそうにされたり，もういいと諦めてしまったり，場合によっては怒り出されることもあります。その場はなんとかしのいでも，そのようなことが続くと，本人のみならず，家族にもストレスが蓄積してしまいます。

＜体調管理＞

　この家族のストレスは，体調管理に関して特に顕著です。脳梗塞や脳出血のような大きな病気には二度と罹ってほしくないと思っていますし，再発に関しては医師からも注意するよう言われています。また自分の体の変化に失語症の人が気づかない場合や，気づいていてもそれをうまく伝えられない場合もあります。歯科受診や視力検査などを思い起こしてみてください。どんな具合に痛むのか，どのように見えないのかなどを正しく伝えるのは，失語症の人には至難の技です。しかも他者の痛みは推測するしかありませんから，家族は大きな病気につながっていなければよいがと日々不安になってしまいます。

2 家族に何かが起こったら

＜家族だけが頼り＞

　さまざまなサポート体制が整ってきても，長年生活を共にした家族だからわかることや，家族だから許せること，家族にしかできないことはたくさんあります。うまく話せないのはつらいだろう，悔しいだろうと思いやる気持ちも，病前から本人をよく知る家族ならではの複雑な思いでしょう。本人にとって，家族以外には頼れない，家族だけが頼りという思いと同時に，家族にとっても他者が本人の思いを汲み取ってくれるのだろうかという不安もあります。社会のサポートを頼もうと考えても，本人が他者にうまく依頼することができないと，どうするだろうかと躊躇してしまいます。

<＜家族自身に何かあったら＞

　家族だけが頼りにされていると，家族は自分の時間がどんどん無くなり，常に失語症の人のことを気に掛ける生活になります。家族は，そのような家族自身に何かあったら，本人はどうするのだろうかと心配です。さらに家族である自分が倒れた時，失語症の人はどうやって対応するのだろうか，誰かに助けを求めることができるのだろうかという点も，すぐ現実とはならなくとも常に頭の隅にある不安であるともいえます。

　近隣に信頼できる人がいれば留意してもらうよう依頼しておくことや，自治体の見守りサポートなどを利用しておくことも一つの方法かと思われます。

３ 家庭内での役割の急な変化

＜突然の役割交代＞

　家庭の管理や家事を一手に引き受けていた人が倒れた場合，今まで任せていた役割が急に他の家族に回ってくることになります。

　Ｋさんの60歳代の妻が脳梗塞で倒れ，入院しました。一命はとりとめましたが，失語症が残ってしまいました。Ｋさんは，それまで家庭のことは妻に任せきりで生活費をどの銀行からおろしていたのかさえ，よく知りませんでしたし，掃除機を扱ったこともありませんでした。掃除機のスイッチを探すところから，戸惑いが始まりました。入院中の妻に，まさか掃除機のスイッチのことなど聞けませんし，言葉での説明は望めません。

＜相談相手＞

　このような一見些細なことから，もっと大きな責任と負担を伴う，自宅の改修や移転，住宅ローンの返済の予定，投資や教育資金などの家庭の経済的な面を含む課題は，長期的な展望も必要です。任せていた家族が倒れて入院，言葉での指示ができなくなったら，いつどのように動くべきなのか，心配が絶えません。失語症の本人にどこまで話すのかも悩みます。家庭内の事情は，それぞれの固有の問題もあり，他人や親戚には相談できない場合も多く，途方に暮れてしまいます。

　しかも急に起こることなので，心の準備も何もないことが多いものです。日頃の話し合いや備えが必要だったと後悔することになりがちです。公的なサポートも含めて，相談できる人を見つけ，一人で抱え込まないようにする

ことが大切です。

4 就労や子育て

<子育て中の発症>

　子育て真っ只中に発症する人も少なくありません。本人のみならず，家族が立てていた将来への夢や希望も変更を余儀なくされる場合もあるでしょう。子供の年齢によっては，教育や心の問題などさまざまな影響が出ることも避けられません。

　Ｌさん（40代・女性）は，なんとか日中は一人で家事をこなしていますが，子供たちが学校や保育園からもらってくる書類に困惑してしまいます。いつまでに返事を書かなくてはならないかなど，日時や気をつけること，一つひとつが正しく把握できているのか不安で，返事が書けない場合もあります。PTAや町内会の連絡網でも，最後に受けるだけならともかく，受けて次の人に伝えるとなると正確にできる自信はありません。

　子供との直接的な関係でも，言葉で上手に叱れないのでつい手が出てしまったり，逆に言葉の間違いを子供から指摘されたり，ギクシャクしてしまいます。子供の世界でも，なんとなく悔しい思いや我慢をしていて，お母さんにあたってしまうこともあるようです。小さい子供の場合には，その後の発達にどのように影響するかは，未知数です。

<就労中の家族が倒れたら>

　就労中の発症なら，まずは仕事に戻ることが大前提となりますが，コミュニケーションの問題は大きなバリアーとして立ちはだかります（第2章第3節・第3章第5節）。家族の誰かが代わりに就労することや仕事を増やすことを考えることになります。

　家族の危機は家族が力を合わせて乗り越えましたという人もいます。いつも前向きにリハビリテーションに取り組む父の姿をみて，自分の進む道を考え直したという子供たちの話も聞きます。子育てや就労の問題は，家族の内部だけで抱え込んでいては，解決できないばかりか，禍根を残すことにもなりかねません。相談できる人を探すことから始めなければならないのです。

5 精神的ストレス

＜ストレスへの対処＞

　命が助かってよかったと思う間も無く，押し寄せてくる不安やストレスは，日々蓄積してしまうと家族自身の心身にも影響してしまいます。家族が何らかの形でストレスを軽減する機会が必要です。それは失語症の人の集まりでの家族同士の交流や，全く関係のない趣味の世界での息抜きでもよいと思います。家族自身の生活や心身状態をまず健康に保つことが，ひいては本人の安心にもつながると考えます。

＜親戚との付き合い＞

　失語症のことは世間一般にあまり知られていません。遠くに住んでいる親戚や友人なども，心配はしてくれていても，ちょっと的外れであったり，過剰なお節介といえるような言葉かけもあり得ます。心配してくれていることはわかっていても，頑張れば治るはずという期待や激励の言葉は，却って本人や家族を傷つけることもあります。

　どのような病気でも，まずは正しく理解することが大切です。失語症の場合には本人が十分説明することができないわけですから，親戚への対応は家族の役割になります。親戚にどう説明すればいいのか？と誰かに相談することも難儀です。

　当法人では『身近な人が失語症になったら　家族のための支援ガイド』という小冊子を頒布しています。親戚や身近な人に，失語症の本を読んでくださいとは言いにくくても，小冊子なら手渡してちょっと目を通していただけるのではないかと作成したものです。活用していただきたいと思います。

第**5**節 失語症の社会的課題

　失語症の名前は聞いたことがあっても，失語症を正確に理解している人は少ないのが現状です。見た目ではわからないことや，失語症の人自身が困っていることなどを訴えることが難しいため，社会に認知されにくいと考えられます。障害のある人への社会資源や法制度は整いつつありますが，失語症について一般社会に対しての啓発はいまだ重要な課題です。

1 失語症は正しく理解されていない

　当法人では，毎年コミュニケーション支援講座を開催し，一般の人やご家族，専門職の方々に失語症について学んでいただいています（第5章第3節）。受講前に「失語症に関する20の質問」に回答してもらい，知識の確認を行っていますが，「50音表を使うとよい」「聞いて理解することは問題ない」「漢字よりも平仮名のほうがわかりやすい」など誤った理解をしている方が目立ちます。

　例えば，在宅生活のケアプランを立てるケアマネジャーが，失語症の理解が不十分で誤った対応をしたら，本人に正確な情報が伝わらず，正しい選択や自己決定ができないまま契約を結んでしまうことになります。実際に，よくわからないけどサインをしているという声もよく聞きます。デイサービスでも，失語症に配慮のない接し方をされると居心地の悪い場所となってしまいます。支援に関わる専門職の方には，本書にあるようなコミュニケーションのコツをぜひ習得していただきたいものです。

2 障害者差別解消法があっても

　2016（平成28）年4月に「障害者差別解消法」が施行されました。障害を理由とする差別をなくすための法律で「不当な差別的扱い」を禁止し，「合理的配慮の提供」を求めています。合理的配慮については，2024（令和6）年4月からは，これまでの行政機関だけではなく，民間事業者にも提供

が義務づけられました。

　合理的配慮とは，障害のある人などから何らかの配慮を求められた場合に，負担になりすぎない範囲で対応しなければならないというものです。車椅子の人がお店に入りやすいように段差を解消してもらったり，視覚障害のある人が点字の表記を求めたり，といった配慮を求めることで，社会が少しずつ住みやすくなってきています。

　ただ，言葉で訴えることができる場合には，訴えによってバリアーが徐々に解消されていっても，訴える力の弱い失語症については，見た目にもわかりにくいこともあって，なかなか改善が進みません。失語症の人も「ゆっくり話してください」「紙に書いてください」「指をさして伝えられる絵のメニューを置いてください」「今度の講演会では要点を書いてください」といった配慮を求めてもよいのです。今後は，ぜひ失語症者向け意思疎通支援者の派遣（第2章第4節）を利用して，支援者のサポートを受けながら積極的に伝えていくことが望まれます。

3　障害者雇用が進んでも

　失語症の人は，コミュニケーション全般に加え，電話やパソコン作業といった就労能力に著しい制限がある場合が多く，現職への復職は1割程度といわれています[*1]。働き盛りのときに発症した場合，多くの人が退職を余儀なくされているのが現状です。

　一方で，障害があっても雇用される機会は増えてきています。障害のある人の法定雇用率（従業員に占める障害のある人の割合）は，民間事業者では2024（令和6）年度の2.5%から，2026（令和8）年度には2.7%へと段階的に引き上げることになっています。しかし，主に新規雇用が中心なため，失語症の人が言語に問題のない人と競っても，なかなか厳しいことが考えられます。失語症があっても言語以外の能力は保たれていることを理解してもらい，復職や再就職に関する相談・評価・訓練機関のサービスを利用することで（第2章第3，4節），就労の機会が広がることを期待したいところです。

　また，たとえ就労できたとしても，職場での失語症に対する配慮がない

[*1]　失語症のある高次脳機能障害者に対する就労支援のあり方に関する基礎的研究（独立行政法人高齢・障害者雇用支援機構　障害者職業総合センター　調査研究報告書 No.104，2011.）

と，うまくコミュニケーションが取れずに孤独を感じてしまうかもしれません。復職して何がつらいかというと，職場内でのコミュニケーションで，「ちょっとした雑談ができないこと」という声をよく聞きます。就労継続のためには，上司や同僚の理解と協力が欠かせません。

4　身体障害者手帳の等級が低い

　障害福祉サービスを受けるためには，多くの場合身体障害者手帳が必要になります（第2章第4節）。手帳は障害の種類（肢体・視覚・聴覚・言語・内部）によって，基準の等級が変わります。等級には1級から6級までありますが，数が小さいほうが障害の程度が重いことを意味します。失語症は，「音声・言語障害」となりますが，その等級は，3級と4級しかありません。言語を「完全喪失」した状態が3級，「著しい障害」がある状態が4級になります。肢体の場合は機能全廃で1級，聴覚は両耳全ろうで2級であり，それぞれ困難さは違いますが他の障害と比べると軽い等級の扱いといえます。現在の等級表の原型が作られた1954（昭和29）年頃は，失語症の認知度は今よりもっと低かったと想像されます。手帳の等級が軽いと，得られる福祉サービスも限られます。情報社会になった今，失語症の人が社会生活を送るうえでのコミュニケーションの困難さを十分に反映した障害等級への見直しが望まれています。

　2022（令和4）年5月には「障害者情報アクセシビリティ・コミュニケーション施策推進法」が施行されました。障害者による情報の取得利用・意思疎通に係る施策を総合的に推進することで，障害の有無によって分け隔てられることなく，相互に人格と個性を尊重しながら共生する社会の実現を目的として制定されました。

　このように，障害のある人に関するさまざまな法制度が整いつつありますが，それには社会全体が障害について正しく理解していくことが必要です。外から障害が見えない失語症を理解してもらうことは簡単ではありません。ですが，一人でも多くの人が正しく失語症を知ることで，生活のしづらさは変わっていくはずです。コミュニケーションは相手次第で変わります。失語症について社会の認知が進むことが何より求められています。

第3章　参考文献

小林久子・綿森淑子・長田久雄「在宅失語症者の家族における介護負担感の評価—非失語片麻痺者の家族との比較」『総合リハビリテーション』36⑴，医学書院，2008.

厚生労働省ホームページ
　https://www.mhlw.go.jp

内閣府ホームページ「障害を理由とする差別の解消の推進」

　https://www8.cao.go.jp/shougai/suishin/sabekai.html

第1部　失語症についての基本的知識
チェック！　10問の答え

問題	1問	2問	3問	4問	5問	6問	7問	8問	9問	10問
正答	○	×	○	○	×	×	×	×	×	○
参考頁	2	9，27	18	13，14	11	12	31	25	13	8

※この10問の答えはあくまで一般的にいえることで，例外はありえます。

第 **2** 部
会話のスキルアップ
——失語症の人とのコミュニケーション の方法について

チェック!

あなたは失語症の人とのコミュニケーションに自信がありますか？
下の質問に○か×で答えてみましょう。

1. 失語症で話すことが難しい場合には，「はい・いいえ」で答えられるような質問の仕方をするとよい。
2. 失語症になると，地図やカレンダーも理解できないので使えない。
3. 失語症の人には不自然になっても一音ずつはっきり区切って言葉をかけるほうが通じやすい（例「お元気ですか？」ではなく「お・げ・ん・き・で・す・か」？）。
4. 失語症の人は言葉を理解しにくいので，できるだけ詳しくたくさん説明したほうがよくわかる。
5. 失語症の人が身ぶりや絵を使おうとしたら，できるだけ言葉を使うように促す。
6. 失語症の人には，小さい子どもに話しかけるように話すとよい。
7. 失語症の人と話すときは，話題をつぎつぎと変えないほうがよい。
8. 失語症の人が言葉が出てこなくて困っている場合には，50音表の文字盤を指さしてもらうとよい。
9. 失語症の人が言い間違いをしたときには，その場ですぐに訂正したほうがよい。
10. 失語症の人と話すときにはこちらの言うことが伝わったかどうか確かめるのが基本である。

（解答は211頁）

第4章
コミュニケーションの工夫や手段

　失語症の人と話すとき，聞き取りが難しい失語症の人にはどのように話せばよいのか，話すのが苦手な失語症の人はどのように助ければよいのかと，それぞれの方法を考えるかもしれません。ですが，「会話」場面を思い起こしてください。会話では，話したかと思うと聞いていたり，聞いていたかと思うと話したりというふうに，ここからここまでが聞くこと，ここからここまでが話すことと，切り離して考えることができません。話し手と聞き手は交互に素早く交代しながら会話をしています。そこで，本章の解説の進め方としては，「会話」の場面を中心に想定して，周囲の人が失語症の人をどうサポートすればよいかを順に説明していくことにします。

　第1節から第3節で失語症の人とコミュニケーションをとろうとするときの基本的な態度や，失語症の人への言葉かけの原則を解説します。第4節・第5節はもう一歩進んだコミュニケーションの工夫の方法です。第4節では話し言葉の工夫，第5節では話し言葉以外のコミュニケーション手段を工夫する方法を学びます。第6節・第7節はさらにコミュニケーションを確かなものにして，誤解や行き違いのないようにするためのスキルです。いずれの方法も，失語症の人の話を聞くときにも，話しかけるときにも共通する技術です。また，第7節では実際の会話の様子を詳しく述べています。

　この章の項目をポイントごとにまとめると，表4−1のようになります。なお，（○−○）で表わした数字は本文中の練習番号を示します。

表4－1　第4章の構成

コミュニケーションの基礎知識

第1節　豊かなコミュニケーションのための心構え

第2節　コミュニケーションの基本姿勢
①子ども扱いしない
②会話は落ち着いた雰囲気で
③お互いの表情がわかるような位置や視線で（2－1）
④相手の名前を呼んで，顔を見て話す

第3節　会話の基本
①ゆっくり，はっきりと話す（3－1，3－2）
②短く，わかりやすい言葉で話す（3－3）
③繰り返し言ってみる（3－4）
④先回りしないで，しばらく待つ（3－5）
⑤話題を急に変えない（3－6）

コミュニケーション手段の工夫と活用

第4節　話し言葉の工夫
①「はい」「いいえ」で答えられる質問をする（4－1，4－2，4－3）
②用意された答えの中から選んでもらう（4－4）
③他の言葉で言い換える（4－5，4－6）

第5節　いろいろな手段や道具の活用
①表情や身ぶりを添えて話す（5－1，5－2）
②実物を見せる（5－3）
③文字を書いて示す（5－4，5－5）
④絵や地図を示す（5－6）
⑤コミュニケーションを助ける道具

コミュニケーションの実際

第6節　確認の仕方
①異なる視点から質問をする（6－1）
②身ぶりを使う（6－2）
③文字や絵を使う（6－3）
④長い記事は要点を解説する（6－4）
⑤誤りは訂正しない（6－5，6－6）

第7節　さぁ，話しましょう
①コミュニケーション手段を組み合わせる（7－1）
②1対1の会話（7－2，7－3）
③集団の中での会話（7－4）
④オンラインでの会話
⑤どうしてもわからない場合

第1節 豊かなコミュニケーションのための心構え

　失語症の人と接している家族や介護スタッフに失語症の人のことをどのように見ているかをたずねてみると，無口でおとなしく，意欲がない，ニーズがない，訴えがないなどと思っている人が多いようです。何を聞いても答えてくれないので，これでいいのだろうと判断してしまっているのが実情ではないでしょうか。

　そこで，4人の失語症の人（Aさん，Bさん，Cさん，Dさん）に普段私たちと会話を交わしながら，どんなことを感じているのかインタビューしてみました。

> 質問「話をしていて，みなさんが困るなあって思う人はどんな人ですか？」
> Aさん：「そうね……ペラペラしゃべる人，困ったよ」
> Bさん：「早口で言われると……わかんないよ」

　普通のペースで話されても，結局理解できずに会話が終わってしまうこともよくあるようです。

> 質問「家族と話しているときは，どうですか？」
> Cさん：「ゆっくり……聞いてくれない」
> Dさん：「うちのがね……今日のごはんどうします？　って聞くから，……
> 　　　　と考えていると，もういいわって」

　家族もゆっくり話を聞いてくれない場面がありそうです。

> 質問「では，相手の人にどのように話してほしいですか？」
> Aさん：「こっちがわかんないとき，こうですか？　って聞いてくれるとそ
> 　　　　うそうって言えるから……いいんだ」

Cさん：「書いてくれたり，話をよーく聞いてくれたりしてくれて……うれ
　　　　しかったよ」
Bさん：「うん，こうしたら（身ぶりを添えたり，字を書いてもらったら）
　　　　よくわかる」
Dさん：「自分で……もう少し……言いたい」

　相手の聞き方や，話し方，援助のタイミングなど私たちが工夫できそうな
ヒントをあげてくれました。

質問「話し相手の人の心構えについて何か思うことがありますか？」
Aさん：「ぼく，一生懸命話して……（相手は）うんうんって言ってるけど
　　　　……なんか……（適当にあいづちをうってるだけみたいだった）……
　　　　ね」
Cさん：「ぼくはね，はじめはね，（しゃべるのが）だめだったの。でも話す
　　　　相手がいたから，だんだん話せるようになったよ」

　失語症になっても，判断力や思考力は以前とほとんど変わりないので，伝
えたい思いはたくさんあるはずです。人格を尊重し，じっくり話を聞いてく
れる人を求めている様子がうかがわれました。

　失語症の人と会話をするとき，その思いを知りたいと思う気持ちが大切で
す。失語症の人が必ずもっている思いをなんとかして知りたいという真剣な
姿勢がなければ，どのような知識も技術も空回りしてしまいます。

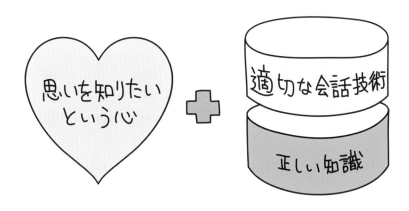

1 会話は社会への架け橋

<会話は社会への入り口>

　私たちは毎日何気なく人と会話を交わしています。もちろん独り言を言う場合もあるでしょうが，多くのコミュニケーションは人との会話で成り立っています。

　失語症の人が教えてくれた話です。ある日，家の門を修理していると，ご近所の人が何人も通りがかりに「こんにちは」と声をかけてくれました。ところが彼はすぐにその「こんにちは」に答えることができませんでした。「こんにちは」という言葉が即座に出てこないのです。やっと「こ，ここんに」と言おうとしたときには，ご近所の人はもう姿が見えなくなっていたそうです。こんなことが続くと，人は社会へ出るのがいやになってしまいます。ほんのちょっとのあいさつの言葉でも言えないとなると，社会へ出るための道具をなくしてしまったようなものです。

　人は社会や他者との関係のなかで，自分を見つめたり，取り戻したりできるものです。本当の社会への復帰には他者，すなわち周囲の人との関係が不可欠なのです。

<適切な会話のサポートを>

　たとえば1日中誰とも話さない，話せない日があったとしたら，どうでしょう？　私たちはたとえ1日話さないで暮らしたとしても，明日になれば十二分に話せるはずです。しかし，失語症の人にはその明日もまたうまく話せない日々なのです。車椅子の人が社会に進出するのにスロープが必要なように，失語症の人を社会につなぐためのスロープは，「人との会話の際に適切なサポートをすること」ではないでしょうか。

2 会話はキャッチボール

　会話は相互のやりとりで成り立っており，キャッチボールにたとえられます。相手の投げるボール（言葉）を受け取って，それに対してまたボール（言葉）を返すことの繰り返しです。自分の投げるボールは，場面や気持ち

や相手との関係などによってさまざまに変化します。当然のことですが，受ける側も同様にさまざまな受け方や投げ返し方をするのです。

　言葉に不自由がない人が受ける場合には，いろいろなボールに対応できます。しかし，失語症の人の場合は投げるのも受けるのも下手になってしまいます。

＜失語症の人にボールを投げるとき＞

　失語症の人に対してボールを投げるときは，相手が受け取る構えが十分できていることを確認し，ある程度速度の遅い，捕りやすいボールを投げる必要があります。言い換えれば，ちゃんと「あなたに話していますよ」ということを示し，失語症の人が聞く構えができたところで，いいタイミングでゆっくりと，短くわかりやすい言葉を使って言葉かけをする必要があります。

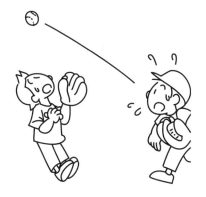

＜失語症の人のボールを受けるとき＞

　失語症の人から返ってくるボールは，少しタイミングがずれるかもしれませんし，うまく受け手まで届かないことがあるかもしれません。途中で失速してしまう場合もあります。そんなときには受け手が近づいたり，体勢を変えたりして，臨機応変に動いて受け止めてあげなければなりません。

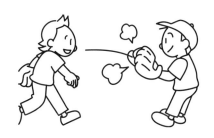

<キャッチボールをあきらめない>

　テンポよくポンポンとやりとりができるキャッチボールは，楽しい気分になりますが，どちらかが無理な体勢をとりつづけなければならないとき，キャッチボールそのものが苦痛になることもあるでしょう。しかし，ここで考えてみてください。だからといってキャッチボールをやめてしまうと，失語症の人は一生キャッチボールに参加できない，人との会話のチャンスのない生活を余儀なくされることになってしまいます。人間はコミュニケーションをしながら生きていく生き物です。キャッチボールをやめてしまうのではなく，なんとかしてボールがミットにおさまったときの感動を求め合うほうが人間らしいといえないでしょうか。

3　双方の責任

<会話は共同作業>

　会話は話し手と聞き手の二人がいて初めてできる共同作業です。その共同作業の責任は双方に同じようにあります。話すほうも聞くほうも，自分の責任を果たそうとする必要があります。相手が失語症でうまく話せないならば，聞き手がうまくくみとらなければなりません。聞き手側も責任があるといえます。コミュニケーションがうまくいかないとき，うまく話せない相手を責めるのではなく，聞き手の側にも実は責任があることに気づいてください。また話がスムーズに通じない相手であれば，相手に届くようにわかりやすい言葉で話すのが話し手側の責任です。

<リハビリテーションと会話>

　「コミュニケーションをなんとかしたいと思っている」と，介護者の人から相談されるとき，相手（失語症の人）の言葉を改善したいという訴えが圧倒的です。今まで普通に会話ができていたのに，突然うまくできなくなるわけですから再び同じように話せるようになってほしいと思うのは当然のことですが，リハビリテーションには時間と根気が必要です。本人と一緒に改善への努力を続けながらも，一方で現在のコミュニケーションにおいては，できる範囲で思いを伝えあいたいものです。

<周囲も努力を>

　話せなくなった自分が悪いと自分を責める失語症の人が多いようですが，失語症の人だけに責任を押し付けるのではなく，コミュニケーションの相手も精一杯の努力をしたいものです。自分なりのコミュニケーションのスタイルを変えるのは誰にとっても容易なことではありません。しかし，ハンディキャップを負った失語症の人より，言葉に不自由がない人のほうが相手に合わせることは容易なのではないでしょうか。

4　言葉以外のコミュニケーション

　会話では，言葉によって伝えられるメッセージだけではなく，言葉以外のさまざまな要素がコミュニケーションの役に立っています。話し言葉以外のコミュニケーションとはどのようなものでしょうか。

<言葉以外の情報>

　電車に乗って前の座席に座った人を観察してみたとしましょう。「きっと近隣の学校の学生さんだ」と思いました。まず，服装を見て学校の制服らしい服を着ていたとしたらすぐにわかります。次に時間帯です。通学の時間帯であれば可能性は高まります。そして通学カバンを持っていたら，ますます確信は強くなるでしょう。もちろんそのほかにヘアスタイルや顔つき，身のこなしなどから，一瞬のうちに私たちは多くの情報を得ています。

<残されたツール>

　目の前の人と全く話し言葉を交わさなくても，人は多くの情報を受信し，また発信しているのです。これは，「言葉によるコミュニケーション」が困難になった失語症の人に残された大切なコミュニケーションの道具です。失語症の人を前にしたとき，その人が発している言葉以外の情報をできるだけたくさん読みとってください。表情や視線や声の感じ，イントネーションや身ぶり手ぶり，姿勢や身の乗り出し方，さらに時間帯やそれまでの話の流れ，いつもの生活習慣なども重要なコミュニケーションの手段です。受け手側も同時に，言葉以外の「目で見てわかる情報」をできるだけたくさん発信して受け取ったというサインを送りましょう。言葉で伝えあうことだけに頼

りきっていると，大事な情報を見落としてしまいます。

5 内容が伝わることが大切

＜正しい文章でなくても，伝えたいことを伝える＞

　人と人が何かを伝え合おうとするとき，最優先すべきことは，伝えたい内容が伝わるということです。どんなにかっこうが悪くても，どんなに普通とは違う方法をとっても，伝えたい思いが伝わることが最も大切なことです。

　たとえば外国で道に迷ったとしましょう。親切に教えてくれる相手の言葉はほとんど伝わりません。仕方なく，身ぶりや指差しを使って「あっち」とか「こっち」と示してもらい，方向はわかったとしても曲がり角がわからなかったりします。ついに地面に棒切れで簡単な地図を描いて教えてくれて，ようやくわかりました。そのときの喜びは誰にでも容易に想像できるでしょう。

＜短い言葉や応答も大事なボール＞

　こちらの言葉が相手に届いておらず，相手が何も言っていないのに，どんどん言葉をかけてしまうというような場面をよく見かけます。「うん」としか言えない失語症の人でもこちらが上手に聞き出すと，かなりの内容を伝えることができ，お互いに伝わったという実感を味わうことができます。「うん」やうなずきだけでも，大切な一球だと思って，しっかり受け取ることが大切です。短い言葉のなかにいろいろな思いが詰まっていると考えてください。具体的には，第4節で学びます。

　気持ちが通じる喜び，心が通じ合った喜びは，一人では感じられない人間らしい喜びのような気がします。

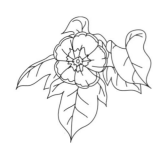

6 ｜ 通常のコミュニケーションとは異なる側面

＜自分を知る＞

　いつも自分が行っているコミュニケーションのやり方で話すとうまくいかないのが失語症の人との会話です。自分の話し方や身ぶりや表情をよく振り返ってください。今まであまり意識していなかった自分の話し方の速度や癖にまず気づくことが重要なポイントです。自分自身が発信している言葉や態度に気づけないと，実際の失語症の人とのコミュニケーションに役立ちません。失語症の相手を知ることと同時に，自分を知ることが人間同士のコミュニケーションの醍醐味をより味わい深いものにしてくれるでしょう。

　以下に失語症の人と会話をする場面で気をつけるべきポイントを列挙します。

＜会話のテンポ＞

　失語症の人との会話では，必ずしもテンポよく言葉が返ってくるわけではありません。私たちの通常の会話のテンポは決してゆったりとしたものではなく，ほぼ１秒程度のうちに応答していると言われています。テンポが通常と異なるために違和感を覚えて，「私は普段どおりに語りかけたい」と思う人もいるでしょう。失語症ではない人と話しているときは，通常の自分のテンポで話しているのに，失語症の人が相手だと急にテンポを変えてゆっくり待ったり，短い言葉で話さなければなりません。その切り替えはなかなか大変でしょうし，意識せずにはできないことです。これは，第３節で学びます。ぜひ実際に声を出して練習してください。

＜間があくことを恐れない＞

　特に失語症の人が話そうとして，言葉を探している時間の「間」があくことに慣れることが重要です。通常は間があくことを恐れてしまいがちです。しかし，待っている間の「間」に耐えることが最も基本で，最も難しい，失語症ケアの真髄です。待つのが苦しくて，どんどん話しかけてしまうと，失語症の人はせっかく喉まで出かかった言葉を飲み込んでしまうかもしれません。間が持たないからと自分のことを話すのではなく，待ってみることをぜひ試して欲しいと思います。

＜話の量のバランス＞

　言葉に不自由がない人はいくらでもいろいろな言葉を使えるのに比べて，失語症の人が話せる言葉には限りがあり，しかも短い言葉なのがほとんどです。必然的に失語症の人の話す量は少なくなってしまいます。「はい」や「いいえ」しか答えられない場合や「そうそう」としか言えない場合は，特にこの傾向が目立ちます。失語症の人の会話の相手をしているボランティアが，「なんだか一方的にこちらだけが話しているような気がして申し訳ない」という感想を話してくれました。失語症の人の少ない応答も，短い言葉も，その意味を慎重に確認しながら，話を進めていくことに注力していると，一方的な言葉かけにはならないはずです。思わず自分が話すことに夢中になっていないか，時々振り返りましょう。

＜相手を見て言葉を工夫する＞

　相手の状況や様子によって言い回しを工夫したり，繰り返し言ったり，自分の話し方を変えることが必要となります。失語症のAさんとはこれくらいのテンポでよく話が通じたのに，隣に座っていたBさんとはもっとゆっくり語りかけなければ話が通じないということが起こってきます。失語症の症状や状況は一人ひとり異なるので，相手に合わせてこちらの言葉や待つタイミングを切り替えます。そのためには，相手の状況をよく見る観察力が必要です。すぐにはできなくても失語症についての正しい知識とその人の心に添ったやりとりを少しずつでも増やしていけば，相手のことが次第にわかっていきます。

＜話し言葉以外の道具や情報を使う＞

　話し言葉以外の手段を，通常意識しているよりもずっと積極的に使う必要があります。手話のような新しい体系を覚えるのは，失語症の人には困難なので，言葉以外のコミュニケーションの道具をいろいろ組み合わせて使うことになります。また，その人のこれまでの生き方や性格なども大事な情報です。無理やりにプライバシーを侵害することはできませんが，知ってもいい情報は手に入れておくべきですし，本人が話してくれたことなどをしっかり記憶して，次の会話で役立てたいものです。

7 | 通常のコミュニケーションと同じ側面

　このように気をつけるポイントはいくつかありますが，一方で通常どおり変わらないこともあります。

＜人格や判断力は変わらない＞

　相手の人格や判断力は失語症になっても，変わらないことがほとんどです。基本的な記憶力も大きくは低下していません。自分自身を見失っていない人が多いのです。こちらが向き合っている限り，うしろを向いて逃げ出す人は少ないはずです。もし，そういう人がいたら，それはきっと失語症になり，会話のキャッチボールが今までと違うことに戸惑い，キャッチボールそのものに背を向けてしまっている状態です。このようなときには，私がうまく受け取るし，あなたに対しても受けやすいボールを投げますから一緒にキャッチボールをしましょうと誘ってみましょう。投げる方法や受ける方法は第2節以下で具体的に解説しますので，身につけていってください。

　本節の終わりにもう一度思い出してほしいことは，会話の技術は必要ですが，技術だけを追求するのではなく，あくまで「相手の思いを知りたい」という気持ちをもち続けるということです。思いが伝わる喜びを自然に楽しく共有しましょう。

第2節 コミュニケーションの基本姿勢

　ここからは，具体的に失語症の人とのコミュニケーションの方法を解説します。コミュニケーションはなんといっても，やってみなければわかりません。本節以降，「問題」と「練習」という設定があります。「問題」を考え，正解と解説を読み，「練習」に取り組んでください。その際，ぜひ誰か相手をみつけて，実際にやってみてください。できれば，失語症ではない同僚や家族や友人と試してから，失語症の人と実際に話してみることをお勧めします。基本的な態度をしっかり身につけて，相手に失礼のないようにしましょう。

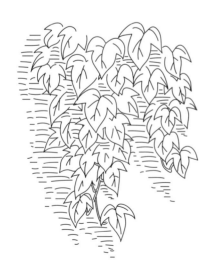

1 ｜ 子ども扱いしない

　誰かを会話のキャッチボールに誘うためには，相手の人格や性格を知り，それを尊重する必要があります。失語症の人の場合，ちゃんとしたボールを投げられないとしても，それは子どもになったからではありません。

　あるご夫婦は病気になってから，以前にも増して，必ず失語症である夫に家庭の運営のことをいちいち説明して，判断を仰ぐようにしているそうです。失語症の人は，人格は変わらないのですから，発言がないからといって他の家族だけで話すことのないよう気をつけましょう。

　相手を馬鹿にしたような態度や雰囲気は瞬時に伝わるものです。一般に，人は話し方や話している内容によって相手がどんな人なのかを判断しているところがあります。失語症の人は，発音がたどたどしくなったり，大事な言葉を思いだせなくなったりするので，誤解されてしまいがちです。しかも相手に誤解されたとか，馬鹿にされたといった言葉以外のサインには，敏感に気づくものです。

問　題

　鈴木ハルさんという失語症の人と初めてお目にかかることになりました。80 歳の女性です。
　最初に声をかけるとき，どのようによびますか？
　㋑ おばあさん　　　㋺ 鈴木さん　　　㋩ ちょっと　　　㋥ ハルさん

解　説

　㋑の「おばあさん」とか「おばあちゃん」と呼ばれ慣れている人もいるでしょう。しかし，初対面の場合はまず姓で呼ぶのが普通です。㋥ではあまりに慣れ慣れしい呼び方に聞こえます。㋩は失礼な呼び方でしょう。この場合は，㋺が正解です。なぜなら相手を尊重した呼び方になるからです。あなたは，初対面の人から自分のことをどのように呼ばれるのが一番うれしいですか。

2 会話は落ち着いた雰囲気で

　失語症の人は言葉を理解する力にも障害があります（第1章第2節）。集中力がやや低下している人もいるかもしれません。そんな場合に，周囲が騒々しいと話はますますわからなくなってしまいます。たとえば駅のホーム，満員の電車の中やたて込んだ飲食店，カラオケルームで話をする場合など誰しも経験しているのではないでしょうか。集中して話を聞いてほしいときには，テレビは消しましょう。よかれと思って流した音楽も，音量が大きすぎるとコミュニケーションの邪魔になることもあります。

　当然，忙しそうに何かしながら話そうとしてもうまくいきません。手をとめて顔を見て話すと，すぐに通じるのもよくあることです。

悪い例

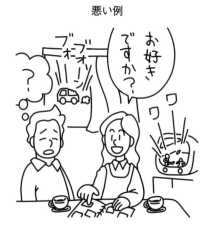

良い例

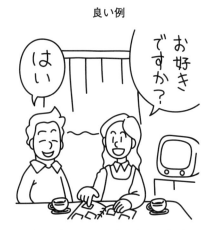

窓は閉め，テレビは消した方が
集中できます。

3 お互いの表情がわかるような位置や視線で

　人と人が話すとき，物理的な距離は非常に大切です。初対面の人に，あまり近くで顔をのぞきこまれて話されると，緊張したり，いやな気分になったりします。しかし，あまり遠いと表情さえ見えません。失語症の人は，話し言葉だけのコミュニケーションは困難な場合が多いので，表情や身ぶりなどの言葉以外のコミュニケーション手段がお互いに見える位置や距離を考えることが重要です。どんな上手な語りかけも相手に届かなければ意味がありません。

　また，相手を尊重する態度として，同じ視線の高さで話をすることも大切です。上から見下したように話しかけるのは，通常でも良い印象をもたれません。

練習　2-1

　まず練習の相手を見つけましょう。

　相手が見つかったら，相手の視線より高い位置から名前を呼んでみてください。相手の人には返事をしてもらいます。次に，後ろから呼ぶとどうでしょう。

　二人が一番心地よいと感じる位置や視線の高さを探しましょう。

　相手の人と立場を逆転して同じことをやってみてください。

解説　2-1

　会話の相手との適切な距離や，視線，表情は，人と人との関係を円滑にするためのコミュニケーションの基本です。私たちは無意識のうちに苦手な人の目は見ないようにし，いつのまにか表情も硬くなっているものです。失語症の人自身も，話をするのが苦手になっているので，視線を合わせず，話そうとしない人もいるかもしれません。しかしそれは，うまくボールを受け取ってもらえなかった苦い経験の積み重ねの結果かもしれません。「あなたの思いを知りたいのです」という優しい表情を浮かべることから，すべてのコミュニケーションが始まります。

4 相手の名前を呼んで，顔を見て話す

　相手との立ち位置や視線の高さを考慮しながら，最初に名前を呼んで相手がこちらに注意を向けたことを確認したうえで話しかけます。そうすればこちらの質問に対しての応答の様子を十分につかむことができます。たとえば「はい」という肯定のサインのちょっとしたうなずきや「いいえ」のときに言葉以外に首を振ったのか，実はうなずきながら「いいえ」と言っていたのではないか。目の色が曇ったとか，目を一瞬閉じたというような，ささやかなサインが思いを推測するうえで大きなヒントとなります。

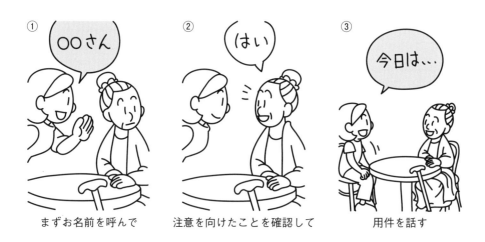

① まずお名前を呼んで　② 注意を向けたことを確認して　③ 用件を話す

第3節 会話の基本

　失語症の人と話すうえで，最も重要なポイントの一つは，たっぷりと時間をかけることです。

　こちらが話すことを理解してもらうためには，話す速度を落として，ゆっくりと話してください。短い言葉に言い換えたり，大切な言葉を2度，3度と繰り返したりすることも必要です。次々と話題が変わるのもよくありません。多くの失語症の人は，テンポの速い話の展開についていけません。

　また，失語症の人が話しているときは，何か言おうとして言葉につまってしまっても，言えるまでじっくり待ってください。たとえ言いたい言葉がわかっても，もう少しで言えそうであれば，辛抱強く待ってください。この「間」に耐えることは，できそうでなかなか難しいことです。しかし，先を急いでしまうと，失語症の人はあせるばかりで，言えることも言えなくなってしまいます。

　失語症の人との会話には，想像以上に時間がかかるものです。でも，たっぷりと時間をかければ，意外に多くのやりとりができます。ゆったりとした気持ちで向き合えば，失語症の人とも，会話のキャッチボールが楽しめることを経験できると思います。

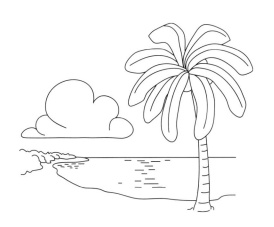

1 ゆっくり，はっきりと話す

　失語症の人は，言葉の意味を即座に理解することができません。ですから，次々と話されるとわからなくなってしまいます。失語症の人と話すときには，ゆっくりと，大切な言葉を強調しながら話してください。とりわけ大きな声で話す必要はありませんが，メリハリをつけてはっきりと話してください。

問　題

　学校の英語の授業では，先生の英語がわかったのに，ハリウッド映画の英語は字幕なしではわかりません。どうしてだと思いますか。

解　説

　ハリウッド映画の英語が聞きとれないのは，話す速度が私たち日本人にとっては速いからです。話している本人は早口で話しているわけではないのですが，私たちには速く聞こえます。たとえば「Give me water（ギブ ミー ウォーター：水をください）」と言っているのが，私たちには「ギミワラ」のようにひとつながりの音の流れにしか聞こえないかもしれません。そして，私たちが「？？？」と考えているうちに，次から次に話が続いて，結局すべてわからなくなってしまうわけです。よく知らない単語が出てきても，その意味を十分に考える時間もありません。一方，学校の英語の授業では，先生が初心者にもわかるようにゆっくり，はっきりと発音しながら，生徒の理解に合わせて話すので，よくわかるのです。

　失語症の人も同じです。言葉と言葉を聞き分ける力や，それぞれの言葉の意味を理解する力が落ちているので，相手の話を理解するのに時間がかかります。早口でまくし立てないことはもちろんですが，普段の会話の速さも失語症の人には速すぎます。一つの文が理解できる前に，次々と立て続けに言われてしまうと，混乱してしまいます。話したことが理解されているのを確認しながら，失語症の人のペースに合わせて，会話を進めてください。失語症の人と話すときは，普段の会話より少しゆっくりかなあ，と思うくらいの速度がちょうどよいのです。

　ゆっくりと言っても，「み・ず・を・く・だ・さ・い」のように，一つひとつの音を区切って話すわけではありません。これでは，まるで機械が話し

ているようです。自然な言葉の流れが妨げられては，かえって聞き取りにくくなります。自然な口調で話すようにしましょう。間をとる場合，音と音との間ではなくて，言葉と言葉の間をひと呼吸空けるようにすると，より自然に聞こえます。

　しかし，すべての言葉の間を空ける必要はありません。要点ごとに区切ればよいのです。要点とは，伝えなければいけない大切な情報のことです。また，とくに大切な言葉は少し強調して，前後を長めに空けるといいでしょう。

　失語症の人は耳が遠いわけではないので，ことさら大声で話す必要はありません。けれども，ぼそぼそ，こそこそ言ったのではわかりにくいので，口をしっかり開いて，歯切れのよい発音で話しましょう。話しかけるときは，目と目を合わせて，口もとがよく見える位置で話すことも大切です（本章第2節3，4）。

練習　3−1

　次の文を，失語症の人に自己紹介をするつもりでゆっくり声を出して読んでください。○○には自分の名前を入れてください。
　「こんにちは。私はボランティアの○○です。本町3丁目に住んでいます。今週から月曜日にお手伝いに来ることになりました。よろしくお願いします」

解説　3−1

　次のように，ゆっくり，はっきり，要点ごとに少し間をおいて話せましたか。
　「こんにちは／私は／ボランティアの／／○○です／／本町3丁目に／住んでいます／／今週から／月曜日に／お手伝いに／来ることになりました／よろしくお願いします」
　ひと呼吸おくところに斜線（／）を入れました。ゆっくりとと思うあまり，「こ・ん・に・ち・は。わ・た・し・は・ボ・ラ・ン・ティ・ア・の…」のようになっていませんでしたか。全体的にゆっくりでも，自然な抑揚が崩れないように注意して話しましょう。

　二人一組になって，実際に自己紹介をしてみましょう。

　まず，第２節で勉強した「基本姿勢」を思い出して，声をかけてあいさつをしてください。それから，自己紹介です。

　初対面の失語症の人があなたを「わかるように話してくれる人かどうか」判断する大切な一瞬です。練習３－１のようにやってみましょう。

練習の手順　３－２

　二人一組で練習します。一人がいすに座って失語症の人の役になります。もう一人があいさつと自己紹介をします。一通り終わったら，役割を交替して，同じようにやります。その後，どのような点に気をつけたかを話しあいます。失語症の人の役になって，気がついたところ，お互いの態度でよかったところ，嫌だったところも話し合うといいでしょう。

解説　３－２

　まず，第２節で学んだ二人の位置や視線，身ぶり，表情や声色などに注意します。あいさつのときは，失語症の人がこちらを見ているか確認して，突然声をかけて驚かさないように気をつけてください。初めてで緊張していても，硬い表情やおどおどした態度はいけません。笑顔であいさつしましょう。

　また，失語症の人は，身体も不自由でいすや車いすに座っていることがあるので，私たちがそばに立って話したのでは，見下ろされたように感じてしまいます。失語症の人にとって心地よい話し相手の位置や目の高さを，失語症の人の役になって感じてください。

　自己紹介のときは，照れと緊張のためについ早口になってしまいます。自分が誰で，何をしている者なのか，ポイントを明確に伝えてください。練習３－１のように，ゆっくり，はっきり，大切な言葉ごとに少し間をおいて話せたでしょうか。

　自己紹介の中身としては，練習３－１程度の長さが丁度よいと思っていてください。余分な情報を付け加えないことも大切です。自分のことをたくさん知ってもらいたくて，一度にいろいろ話しても，相手は混乱して理解できないばかりか，肝心の名前さえも記憶に残らないかもしれません。

　なお，名前や住所は，口での説明だけではなく，文字で書いたり，名札を

見せたりすると，一層理解しやすくなります。「私は」のときは，自分を指さしたり，「3丁目」のような数は，指を同時に3本立てて見せると，わかりやすくなります（本章第5節1）。

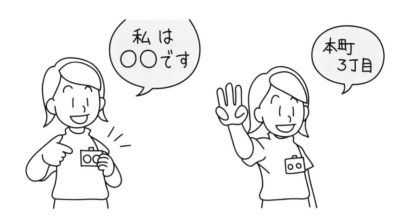

━━━ ＜練習のまとめ＞ ━━━

失語症の人に話しかけるときは，

① 　ゆっくりとした調子で話す。

② 　言葉と言葉の間を空けて話す。

③ 　口をしっかり開けて，はっきりと話す。

④ 　自然な口調は変えない。

⑤ 　相手の理解に合わせて，順を追って話す。立て続けに話さない。

2 短く，わかりやすい言葉で話す

　失語症の人は言葉の意味をすぐに理解できません。失語症では，聞いたことを頭のなかに長くとどめておくことも難しい場合がありますから，長い文やまわりくどい表現で話されると，わからなくなってしまいます。失語症の人と話すときには，短く，わかりやすい表現を選んで話してください。ただし，子どもに話しかけるような言葉づかいは避けましょう（本章第2節1）。

問　題

　旅行のお土産にお菓子をもらったので，失語症の人とお茶にしようと思います。どのような話し方がよいでしょうか。

(イ)　「お隣りの山田さんが九州に行ってきて，長崎でお土産にカステラを買ってきてくださったのよ。このお店のカステラ，昨日テレビでやってたわね。このあたりじゃ，なかなか手に入らないらしいのよ。美味しそうだから，お茶いれて，いただきましょうか。何を飲みます？　熱いお茶？　紅茶がいいかしら？　冷たいほうがよい？」と，よくわかるように詳しく話す。

(ロ)　「お・ちゃ・の・み・ま・しょ・う・か。や・ま・だ・さ・ん・か・ら・お・い・し・い・カ・ス・テ・ラ・も・ら・っ・た・ん・で・す」と，一つひとつの音をはっきりと丁寧に話す。

(ハ)　「おやつですよう。ほうら，カステラ。山田さんがおじいちゃんに，お土産どうぞって。美味しそうねぇ。お手々洗ってきてちょうだい」と，やさしい言葉でかみくだいて話す。

(ニ)　「このカステラ，山田さんの，お土産なの。九州に，行ったんですって。食べる？　お茶，入れましょうか。お煎茶でいい？（相手の反応を見てから）紅茶にする？」と少し間をとりながら，ゆっくり話す。

解　説

　答は(ニ)です。(ニ)のように，普段の会話と同じような言葉を用いて，しかも短めの文を順々とつないでいくような，ゆっくりとした話し方が理想的です。

　失語症の人は，一つひとつの単語の意味を理解するのに時間がかかりますから，一つの文の中に単語がたくさん並んでいると，全部を理解することが

難しくなります。長い文が苦手なのです。長い文では，初めの部分を考えているうちに，終わりのほうを聞き逃してしまったり，終わりの部分を考えているうちに，初めがどうだったか忘れてしまったりすることがあります。

　人によっては，助詞，いわゆる「てにをは」や，文の終わりの微妙な言い回しがわからなくなる場合もあります。「ひろしがお兄ちゃんをたたいた」では，たたいたのはひろしですが，「ひろしをお兄ちゃんがたたいた」ではたたいたのはお兄ちゃんです。失語症の人はこのような違いを理解するのが苦手なので，「ひろしがお兄ちゃんにたたかれたのは，お兄ちゃんの勉強を邪魔したからだけど，お兄ちゃんも暴力はいけないわね。」などと複雑な長い文で言われても，何がなんだかわからなくなってしまいます。

　㈠はそれぞれの文が長すぎて，わかりにくい話し方です。もう少し短く，要点を押さえて話す必要があります。㈡は練習３−１で学んだことを思い出していただくと，不自然だということがわかると思います。

　さらに，失語症の人に話すときは，わかりやすい言葉を使って，かみくだいて話してください。たとえば，「検温です」ではなく「熱を測ります」，「右折してください」ではなく「右に曲がってください」と言ったほうが失語症の人には理解しやすくなります（本章第４節３）。

　㈢は短く，かみくだいた話し方ですが，表現に問題があります。「わかりやすく」というと，態度も言葉づかいも，つい小さい子どもに話しかけるようになってしまいますが，これでは大変失礼です。

　ところで，わかりやすく簡潔に話そうとすると，敬語を省略したものかどうか迷うかもしれません。敬語は，私たちにとって相手を大切にする気持ちの表れです。敬語を使うときの態度や声の調子はちゃんと相手に伝わります。敬語を省略するのではなくて，「お茶をお飲みになりますか。お茶／飲む？」「お住まいはどちらですか。うちは／どこですか？」のように，敬語の後に理解しやすい簡単な言いまわしを補うとよいと思います。

　日曜日に失語症の人と一緒にハイキングに行く約束をしていましたが，行けませんでした。その理由は次のようなものです。

　「先週の水曜日，仕事の帰りに夕立にあい，ずぶ濡れになった。38度の熱が出て，頭痛と咳（せき）もひどく２日間仕事を休み，週末も寝込んでいた。そのため本当は一緒に行きたかったが，日曜日のハイキングには行けなかった」

　これを失語症の人にわかりやすく説明しなおしてください。要点は何かを考えてまず必要最低限のことのみ伝えましょう。

　短い文で，わかりやすく説明できたでしょうか。全部の事柄を説明に盛り込む必要はありません。また，この順番に話す必要もありません。

　一番大切なところは，どこでしょうか。「ハイキングに行けなかった理由」です。その理由は，何でしょうか。「ひどい風邪をひいた」ということですね。

　たとえば，「日曜日は／すみませんでした／ハイキングを／休んじゃって／ひどい／／風邪をひいて／寝込んだんです／熱が／38度／咳もひどくて／／／残念です」

　このように説明してはどうでしょうか。「寝込んだ」「熱」「咳」などは身ぶりをつけて，「残念です」はそれらしい表情で話すとわかりやすいでしょう（本章第５節１）。前項で学んだように，ゆっくり話すことができたでしょうか。風邪をひいた理由は，さらに話題が続いた場合に追加する情報だと考

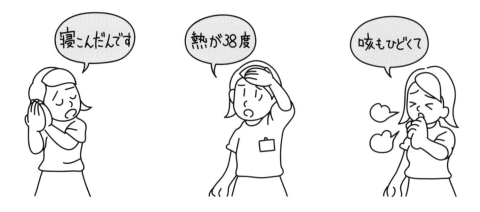

えましょう。

　このように要点を押さえるということは，言いたいことをすべて一度に言ってしまわないという「我慢」につながる場合もあります。

<練習のまとめ>

失語症の人に話しかけるときは，
① 短い文で話す。
② 要点を押さえて話す。
③ わかりやすい表現を使う。

3 繰り返し言ってみる

　一度言っただけでは，うまく伝わらないときがあります。そのようなときは，もう一度，同じ言葉を繰り返し言ってみましょう。

問　題

　出かけようとしている家族に，「帰りに駅前のスーパーで納豆買ってきて」と頼みましたが，「えっ？」と聞き返されてしまいました。あなたはどうしますか（あなたの家族は失語症ではありません）。

解　説

　あなたも家族も失語症ではありませんが，このようなことはよくあります。「えっ？」と聞き返されたら，どうしますか。多分，もう一度同じことを繰り返して，「あのね，帰りに納豆買ってきて」「駅前のスーパーで納豆買ってきてください」と言うのではないでしょうか。

　失語症の人は，こちらが話すことを一度に理解できないことがよくあります。「えっ？」と聞き返してくるばかりでなく，けげんな顔をしていたり，的外れな答えが返ってくることもあります。失語症の人がこちらの言ったことをすぐにわからないようであれば，もう一度繰り返して言ってください。「えっ，もう一度」と言われたら，「さっき言ったじゃない」などと面倒がらずに，何度でも繰り返してください。それだけで理解できることがありま

す。また，ただ同じ文をそのまま繰り返すのではなく，大切な単語を強調して言ったり，単語だけ取り出して繰り返すのもよい方法です。

練習　3－4

　失語症の人に「おとしはおいくつですか」と尋ねたら，「えっと，…何？」という答えが返ってきました。もう一度聞いてください。何と言えばよいでしょうか。

解説　3－4

　まず，もう一度繰り返しましょう。「おとし」の部分を強調して，ちょっと間をとったり，その部分だけを繰り返して「おとし／／おとしは／おいくつ／ですか」のように言ってもよいと思います。もし，それでも通じなければ，「年齢は？」のように，言い方を変えてみると理解できることがあります（本章第4節3）。

＜練習のまとめ＞
一度言っただけで理解できないときは，
① もう一度繰り返して言う。
② 要点だけ繰り返してもよい。

4 ┊ 先回りしないで，しばらく待つ

　失語症の人は，何か言いたそうにしていても，なかなか言葉が出てこないことがしばしばあります。聞き手が質問を工夫して，うまく聞き出すこともできますが，まずはしばらく待ってみましょう。自分で言えるかもしれません。話の流れから，何を言いたいのかわかることがありますが，そのようなときでも，先を急がないで，失語症の人の言いたい気持ちを尊重して，最後まで聞こうとする姿勢が大切です。

問　題

(イ)　おしゃべりを楽しんだ後，帰ろうとしたら，失語症の人が「ア・ニ・ガ・ノ・ウ・ゴ・イ・マ……」と言いかけたので，「ありがとうございました？」と続けてあげて，「ううん，こちらこそ楽しかったわ。じゃあ，来週また。さようなら」とあいさつして帰ってきました。失語症の人は，どう感じたでしょうか。

(ロ)　失語症の人が「あれ，ほら，ポストの，うーん，ほら，これ，キップ，じゃない，1，2，3，4，5，これだけ，5枚買ってきて。キップ…キッペじゃないし，カ…カ…カガキ…ちょっと待って…カガキ…カガ…」と，買ってきてほしいものがあるようです。何を買ってきてほしいのでしょうか。

解　説

　言いたい言葉がなかなか見つからなかったり，発音がうまくできなくて，たどたどしくしか話せないのが失語症です。ですから，言いたいことを全部言うのに，言葉が不自由でない人よりずっと長い時間がかかります。それでも，自分の口で最後まで話したいという気持ちは変わりませんから，その気持ちを尊重してください。

　キャッチボールの例をあげると，言葉のボールはいつも行ったり来たりしていなければなりません。相手が投げようとしているのに，こちらからばかり投げ続けたり，相手のボールを横取りしてしまっては，キャッチボールになりません。時間がかかっても，相手がボールを投げ返してくるのを待ちましょう。

　(イ)の場合，こちらのあいさつには，一見問題はなさそうです。でも，失語症の人は，たどたどしくても「ありがとうございました」と最後まで言い

かったと思います。それをさえぎってしまったので，悔しい思いをしている
はずです。やっとの思いで投げようとしているボールを相手に無理やり持っ
て行かれてしまったような恰好です。最後の「…マ・シ・タ」を言うわずか
な時間を待ってあげることが大切です。

　㈡もよくある光景です。はがきが欲しいようですね。この場合，多くは
「わかった，わかった，はがきでしょう。買ってくるから大丈夫よ」と片づ
けられてしまいがちです。言いたいことを早くわかってあげたくて，言おう
としていることを先回りして言ってしまうこともあります。けれども，もう
少し待っていると，「はがき」と言えるかもしれません。「ここまで（のどま
でと指でさしながら）出てるんだから，もうちょっと待ってくれたら，言え
たのに，いつもいつも，『わかった，わかった』って。もう，お父さん，嫌
い」と訴える人がいました。言おうとしていることがこちらにわかっても，
本人がもう少しで言えそうであれば，先回りしないで，じっと待ってくださ
い。

　会話の中で，相手が言葉を探している間，沈黙が続くと，何となく気まず
い思いをするかもしれません。私たちが会話をする場合，普通は1秒程度で
相手に返事をしているそうです。私たちはそのようなテンポの速い会話に慣
れているので，間が空いてしまうと，なんとか間をもたせたいと，「待って
るから，がんばって」「落ちついて」と声をかけてしまいがちです。そうす
ると，失語症の人はあせってしまい，かえって言えなくなってしまいます。
黙っていても，頭の中は言葉を探してフル回転しているのですから，励まし
は顔で表現するだけにして，言えるまで，じっと静かに待ちましょう。「間」
に耐えることは，失語症の人と話すときの大切なポイントです。こうして普
通は5分で伝えられることに20分や30分かかっても，伝わる喜びは大きい
ものです。あるベテランの会話パートナーさんは「間」を楽しむとおっしゃ
います。何を話そうとしているのかと楽しみにして待っているのだそうで
す。

　どのくらい待てばいいかは，そのときそのときで違います。15秒くらい
経ってから言えることもあるので，そのくらいの時間は待ってもよいかと思
います。それでも，自分の力ではどうしても言葉が出てこない場合もありま
す。様子を見ていると，たいてい助け舟を出すタイミングがわかりますか
ら，絶えず表情に注意していることが大切です。「相手の顔を見て話す」と
いうことを第2節で学びましたが，忘れないでください。助け舟を出す場合
の聞き出し方やヒントの出し方は，第4節，第5節で学びます。こちらが適

切な援助をすることで，本人の口から言いたい言葉が出てくるといいですね。

　また，毎日の生活のなかでは，どうしても待っている時間がとれないということも多いでしょう。先回りをして会話を進めざるを得ない場合，一言「ごめんなさい。ゆっくり話してる時間がなくて」と付け加えることで，失語症の人も傷つかないと思います。

練習　3－5

　相手が言葉につまって「ええと…ええと…」と困ったようにしていても，ヒントを出す前に待ちましょう。

練習の手順　3－5

＜練習相手がいる場合＞

　話し手と聞き手の二人一組で練習します。以下にあげた言葉のカテゴリーの中から一つを選んで20語あげてください。聞き手はそれをじっと聞いています。話し手が途中でつまっても，じっと黙って聞くことに徹してください。つい助けてあげたくなりますが，我慢します。心のなかでゆっくり15数えて，それでも言えないときは，ヒントを出します。20語あがったら，交替して，今度は別のカテゴリーの言葉を20語あげてみましょう。

・「の」で始まる言葉，「や」で始まる言葉，「そ」で始まる言葉
・「スポーツ」，「寿司ネタ」，「温泉地」など

＜相手が失語症の人の場合＞

　簡単な会話ができる程度の失語症の人とは，同じようにゲームをしてみましょう。ただし，考える言葉のカテゴリーは以下のようなものにして，5語あげればいいことにします。

・「あ」で始まる言葉，「か」で始まる言葉，「し」で始まる言葉
・「食べるもの」，「動物」など

　話すことが難しい人とは，とにかく会話をしましょう。どちらの場合も，相手の失語症の人が言葉につまっても，すぐに助け舟を出さないで，心のなかでゆっくり15数えましょう。そうして待っている間，失語症の人の表情を見ていてください。どうしても言えないから助けてほしいという顔をしていたら，第4節，第5節で学ぶいろいろな方法を使って助けてあげてくださ

い。まだ考えているようだったら，何か言いたくても，あと 10 数えるよう
なつもりで待ちましょう。

解説　3－5

　何も話さないで，ひたすら相手の話を聞くというのは難しいことです。私
たちは，自分の知っていることを話したくなるものです。自分がどんなに話
すのが好きか，気がついたでしょうか。いつも聞き役の失語症の人も同じ気
持ちです。失語症の人も話を聞いてほしいし，できれば自分の言葉で言いた
いのです。言葉につまったとき，じっと待つことは，大変な忍耐を要します
が，こうして私たちが沈黙しなければ，失語症の人はなかなか話すことがで
きないことにも気づいてください。

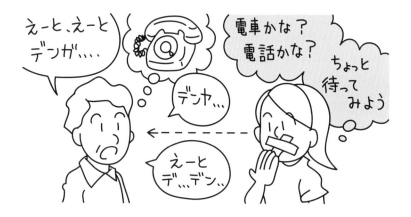

―――――――＜練習のまとめ＞―――――――

　失語症の人が何か言おうとしているときは，
① 　言いかけていることは，最後まで聞く。
② 　言いたい言葉がすぐに出てこないで試行錯誤しているときは，静
　　かに待つ。
③ 　ゆっくり 15 数えて待つ。
④ 　言いたいことがわかっても，先回りしてさえぎらない。
⑤ 　いつでも助け舟が出せるように，表情をよく見る。

5 話題を急に変えない

　失語症の人は，会話の途中で急に話題が変わると混乱する場合があります。話題を変える場合は，別の話を始めることをはっきりと示すことが大切です。

問　題

　私たちは，話題が変わったことにどうやって気がつくのでしょうか。考えてみましょう。

解　説

　会話の中で，「それで…」「それから…」「ところで…」などの接続詞が出てくると，私たちは自然と話題が変わったことに気がつきます。また，使われる言葉が違ってきますから，それで会話の内容が変わったことがわかります。「〜のことだけど」と新しい話題が始まることもあります。ところが，失語症になると，言葉の意味が即座に理解できないので，話題が変わったことにすぐ気がつかないことがあります。

　失語症の人は話を理解するとき，言葉だけでなく，周りの状況やそれまでの話の流れも手がかりにしているので，どんな話題で話しているのかがわかっていると，言葉が理解しやすいといわれています。逆に，前後関係がわからない話の理解はとても難しいのです。天気の話をしているときに突然，野球の話を始めても，失語症の人はまだ天気の話が続いていると思い，野球の話についていけないことがあります。野球の話だと思って聞いていればよくわかる話でも，天気の話だと思って聞いてしまうと，チンプンカンプンになってしまうわけです。

　話題が次々に変わって会話が発展していくのは，私たちにとっては楽しいものですが，そのようなテンポの速い会話を楽しめる失語症の人は多くありません。失語症の人が楽しく会話に参加できるように，「今はこの話ですよ」とわかるような配慮をしてください。そして，急に話題を変えないように注意しましょう。話題を変えるときには，別の話を始める前に，「今度はこんな話をします」ということをはっきりと知らせてください。言葉だけではわかりにくくても，声の調子や身ぶりもあわせて示せば伝わります。また，失語症の人が次の話題についていっていることを確かめて会話を進めることも大

切です。

あなたならどのように話題が変わったことを伝えますか。

解説　3－6

　少し間をおく，「話は変わりますが」と念を押す，「これは，いいですか」
と終わりを確認して次に移る，「今度は○○の話ですけれど」と新しい話題を
示す，「この話はおいといて」と身ぶりで示す，などの方法が考えられます。

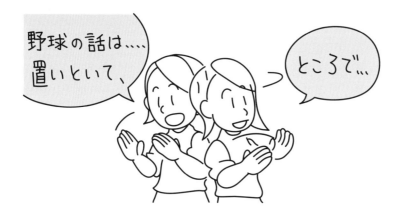

　右の図のように，文字を書いて示す
方法もあります。他にもどんな方法が
あるか，考えてください。

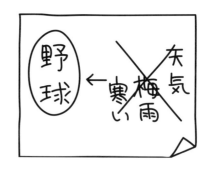

──────＜練習のまとめ＞──────

失語症の人と話すときは，
① 急に話題を変えない。
② 話題を変えるときは，はっきりとわかるように示す。
③ 失語症の人が話題を理解しているかどうか気を配る。

第4節 話し言葉の工夫

　失語症の人への言葉かけは「ゆっくり，はっきり」「短く，わかりやすい言葉」を用いること，一度でわからないときは「繰り返して言う」ことが大切でした。また，失語症の人が何か言いたそうにしているけれど，なかなか言葉が出てこないときは，聞き手として大切なことは，ゆっくりと待つことでした。

　しかし，失語症の人の表情に注意していると，ゆっくり待っても，どうしても言葉が出てこないことがわかるときがあります。そんなときにはこちらから助け舟を出しましょう。聞き手側の適切な援助で失語症の人が言おうとしていることを引き出すことができます。

　言葉で言うことが難しい失語症の人には，聞き手が質問し，それに失語症の人が答える，という方法をよく使います。そのとき重要なのは，失語症の人が答えやすい質問をすることです。具体的には「はい」か「いいえ」で答えられるような質問をする，答えをいくつか用意しておきその中から選んでもらう，というような工夫をします。

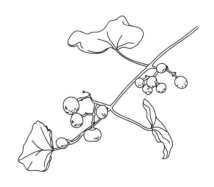

1 「はい」「いいえ」で答えられる質問をする

　私たちは，自分の考えや言いたいことを「話し言葉」を使って話し相手や周囲の人たちに伝えます。しかし，失語症の人は自分からは言葉がどんどん出てきません。ゆっくり待っても言葉が出ないときもあるし，意味のある言葉がほとんど出ない，という人もいます。失語症の人が言いたいことを相手に伝えるためには，聞き手が上手に話を引き出してあげることがとても大切です。失語症の人に答えやすいような質問をして，答えてもらう方法が有効です。

問　題

　失語症の人には，どのような質問の仕方がよいでしょうか。

(イ)　「何を食べますか」「何がお好きですか」「どこに行ってらしたのですか」「ここまでどのようにいらっしゃったのですか」というような〔いつ，どこ，誰，何，なぜ，どのように，どのくらい〕など，英語の５Ｗ１Ｈを聞く質問の仕方。

(ロ)　「餃子は好きですか」「コーヒーは飲みますか」「ミルクは入れますか」など，「はい」または「いいえ」で答えられることを一つずつ聞く質問の仕方。

解　説

　正解は(ロ)です。失語症の人は，物の名前や人名，地名などがなかなか思い出せません。また，意味のある名詞をほとんど話せないという場合もあります。このことから，(イ)のタイプの質問には答えられないことが多いのです。

　(ロ)のタイプの質問は，「はい」または「いいえ」で答えられます。この方法が失語症の人にとっては，最も答えやすい質問の仕方といえます。質問の数が多くなり，ややまどろっこしい印象がありますが，急がば回れと思ってください。

　次の質問のうち，「はい」「いいえ」で答えられるのはどれでしょうか。

(イ)　趣味は何ですか。

(ロ)　将棋は好きですか。

(ハ)　昨日，一緒に病院に行ったのは誰ですか。

(ニ)　昨日は息子さんと一緒に病院へ行ったのですか。

(ホ)　そのセーター，どこで買ったのですか。

(ヘ)　この柿，おいしいけど駅前の八百屋で買ったんですか。

(ト)　奥様との二人暮らしですか。

(チ)　何人家族ですか。

(リ)　東京から北海道まで何時間くらいかかりましたか。

(ヌ)　東京から北海道まで飛行機で行きましたか。

(ル)　夏休みには九州に旅行する予定なのですか。

(ヲ)　九州旅行にはいつ行くつもりですか。

解　説

　答えは(ロ)，(ニ)，(ヘ)，(ト)，(ヌ)，(ル)です。

　(イ)「何」，(ハ)「誰と」，(ホ)「どこで」，(チ)「何人」，(リ)「何時間」，(ヲ)「いつ」ということを質問していますから，これらの質問には「はい」や「いいえ」で答えることができません。私たちは思わずこのような質問をしてしまいがちですが，失語症の人が「はい」か「いいえ」で答えられる質問ができるよう気をつけましょう。

　失語症の人は「はい」も「いいえ」も声に出しては言えないかもしれません。しかし，声に出して言えなくてもかまわないのです。「うなずき」や「首振り」，紙に書いた○と×のどちらかを指さす，手を横に振るとか，机をたたく，目を閉じる，表情が変わるなど，とりあえず「はい」なのか「いいえ」なのかが，質問した人へ伝わればいいのです。

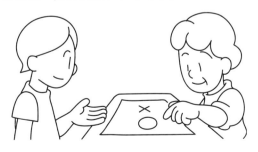

夕食で食べたいと思うものを「はい」または「いいえ」で答えられる質問
をして相手から聞き出しましょう。

練習の手順　4－1

練習相手がいる人は，失語症ではない人と練習をしてから，失語症の人と
話をしましょう。

＜練習相手がいる場合＞

⑴　練習相手に失語症の人の役になってもらい練習します。

　　まず，相手の人に「夕食で食べたい物」を考えてもらい，それをカード
に書いてもらいます。

⑵　相手の人にはこのカードを裏返しに持っていてもらい，あなたの質問に
「はい」か「いいえ」だけで答えてもらいます。あなたは，相手が「はい」
か「いいえ」で答えられる質問をして，相手の「夕食に食べたい物」を聞
き出してください。聞き出せるまで質問をします。

　　質問は広い範囲のことから狭い範囲のことへと絞り込んでいきます。当
てずっぽうにならないようにしてください。聞き出せたら，役割を交代し
て同じようにやってみましょう。

＜相手が失語症の人の場合＞

⑴　失語症の人に，今夜食べたいものを一つだけ思い浮かべてもらいます。
その際，スーパーのチラシか料理雑誌を持ってきて，その中の好きなもの
を心に留めてもらうとよいでしょう。たとえば，「五目ちらし」に目が止
まったかもしれませんね。

⑵　失語症の人が質問に答えるための方法を用意しておく必要があります。
事前に○と×を書いた紙を準備し，それを指させばいいことや，手を振る
とか首を振って答えればいいということを説明しましょう。あなたは，
「はい」か「いいえ」で答えられる質問をして，失語症の人が夕食で食べ
たい物を聞き出します。聞き出せるまで続けましょう。

　夕食で食べたいものだからといって,「うなぎ?」「お寿司?」「カレーライス?」などと当てずっぽうに質問することのないようにしましょう。偶然すぐに当たることもあるかもしれませんが,質問は広い範囲のものから狭い範囲のものへと絞り込んでいきます。たとえば「洋食ですか」「和食ですか」とか「山のものですか」「海のものですか」と質問していき,肉だということがわかれば,「豚肉ですか」「牛肉ですか」と絞り込んでいく,というような方法です。他にも調理法(煮物,揚げ物,炊め物,蒸し物,生食など)から絞り込んでいったり,食材(肉,魚,野菜など)から絞り込んでいくなどの質問の仕方もあります。

　つい「何がお好きですか」と〔いつ,どこで,誰,何,なぜ,どのように・どのくらい〕などの5W1H型の質問をしてしまったり,こちらの思いこみで唐突に「お寿司ですね」と聞いてしまうことがないようにしましょう。矢継ぎ早に質問せずに,失語症の人が考える時間,理解して消化する時間,答える時間を十分とって次の質問へ移ってください。

　練習4-1では「夕食で食べるもの」と,話題があらかじめわかっているので,ある程度絞り込んだ質問をすることができます。しかし,話題が何かわかっていない場合,「はい」か「いいえ」の意思表示しかできない人が,何か言いたいことがありそうなときは,話の最初の糸口をどこに見つけるかということに気をつけなければなりません。それまでの話の流れでどういう関係のことを言おうとしているのかがわかる場合もありますが,まったく関係ない事柄を思い出したという場合もあるでしょう。文脈のヒントが少なくて,察しがつかない場合には,まず一般的な広い範囲の内容からだんだんと狭い範囲に絞り込んで聞いてください。

失語症の人が何か言いたそうにしています。「はい」または「いいえ」で答えられる質問をして，失語症の人が伝えたいことを聞き出しましょう。

練習の手順　4－2

　練習相手がいる人は，失語症ではない人と練習をしてから，失語症の人と話をしましょう。

＜練習相手がいる場合＞

⑴　練習相手に失語症の人の役になってもらい練習します。

　　まず，相手の人に，物の名前をカードに書いてもらいます。カードに書く言葉は食べ物，動物，植物，身の回りの道具など具体的で身近な言葉にします。

⑵　相手の人にはこのカードを裏返しに持っていてもらい，あなたの質問に「はい」か「いいえ」だけで答えてもらいます。あなたは，相手が「はい」か「いいえ」で答えられる質問をして，相手の持っているカードに書かれている言葉を聞き出します。聞き出せるまで続けましょう。

　　質問は広い範囲のことからだんだんと狭い範囲のことへと絞り込んでいくように気をつけてください。また，答える人の反応にも気をつけてください。すぐに「はい」「いいえ」と答えられないようなとき，困った表情をしているときなど，その反応が次の質問のヒントにもつながっていきます。

　　聞き出せたら役割を交替して同じようにやってみましょう。どんな質問だったら答えやすいか，役割を交替してみるとよくわかります。

＜相手が失語症の人の場合＞

⑴　物の名前とその絵が書かれたカードを何枚か用意します。失語症の人にそのなかから１枚のカードを選んでもらい，裏返して持っていてもらいます。

⑵　事前に失語症の人が質問に答えるために○と×を書いた紙を準備し，それを指させばいいことや，手を振るとか首を振って答えればいいということを説明しましょう。あなたは，「はい」または「いいえ」で答えられる質問をして，カードの言葉を聞き出します。聞き出せるまで続けましょう。

カードにするのに適当と思われる言葉は，猫，鳩，蝶，チューリップ，桜，おにぎり，サンドイッチ，バナナ，ビール，コーヒー，船，テレビなど絵が描きやすく，身近なものがよいでしょう。

◆カードの例

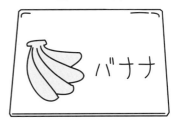

＜失敗例＞

以下は，カードの言葉を聞き出すことができなかった例です。聞き手の質問と答えが書いてありますので，どこがいけなかったのか見てみましょう。

「とんぼ」を聞き出す

1問目

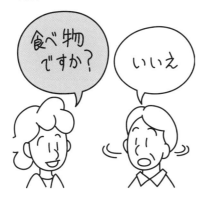

質問の仕方をふりかえってみると，1問目から3問目までは大きな範囲のことを質問しています。

食べ物でなく，乗り物でなく，動物だ，というところまでわかりました。

動物かもしれないと当たりをつけたところで，次はもう少し狭い範囲に絞って質問をします。

2問目

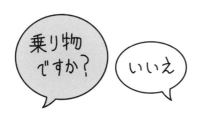

3問目

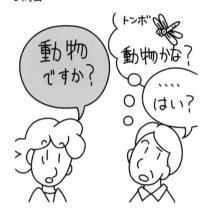

4問目

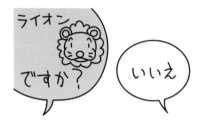

5問目

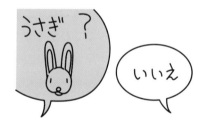

6問目

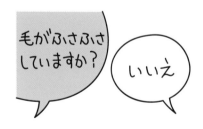

　答える人は「動物？」と聞かれ，ちょっと考えています。「動物」という言葉の意味がわからなかったのかもしれませんし，答えである「トンボ」が動物なのかどうか迷っているのかもしれません。失語症の人が答えるときのちょっとした表情を見逃さないようにしましょう。その表情が次の質問のヒントにつながることもあります。

　聞き手は動物だと当たりをつけた後，さらに狭い範囲のことに絞り込む質問ではなくて，当てずっぽうに質問しています。「動物」でも「哺乳類ですか」「魚ですか」「鳥ですか」，または「昆虫ですか」というように，狭い範囲に絞りましょう。「昆虫」とわかったらさらに絞りこんでいき，具体的な名前をあげて聞きます。

　3問目の質問の答えが「はい」だったので，聞き手はどうも「四つ足の動物」と思い込んでしまったようです。もし，答えるときの表情を見逃さなかったら，「四つ足の動物以外の生き物」を考えることができたのかもしれません。

7問目

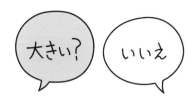

8問目

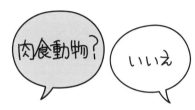

9問目

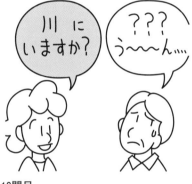

10問目

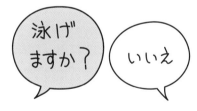

11問目

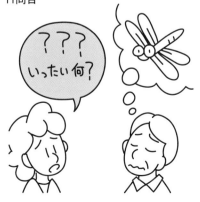

　7問目の『大きさ』のような，答える人の主観によって答えが違うような質問だと，質問する人との間で食い違いが出てしまうこともあります。具体的な大きさ，たとえば「私より大きいですか」とか，手で実際に大きさを示しながら「これより大きいですか」というような質問のほうが答えやすいですし，食い違いも防ぐことができます。ほかにも「かわいいですか」とか「こわいものですか」というような質問も答える人の感じ方によって違ってくるので気をつけなければなりません。

　この後も質問はどんどん当てずっぽうなものになります。聞き手が「四つ足の動物」だろうと思い込んでいるので，答えを出すのは難しくなってしまいました。

　とうとう聞き手は頭のなかが混乱して，いったい何なのかわからなくなってしまいました。

<成功例>

　次はカードの言葉をうまく聞き出すことができた例をみてみましょう。どのように質問を進めているでしょうか。

「バナナ」を聞き出す

1問目

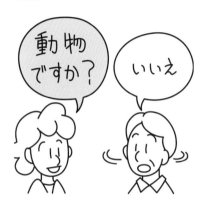

　1問目から3問目まで「動物」「乗り物」「植物」というように，まず広い範囲のことを聞くことができています。

2問目

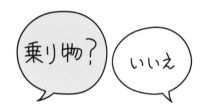

3問目

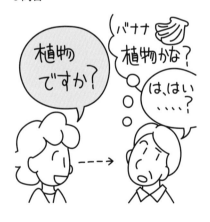

　3問目の答えのときに困った表情をしたので，質問者は「植物でもあり，他の仲間でもある」言葉だろうととらえました。

4問目

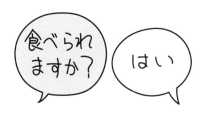

5問目

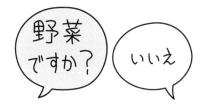

6問目

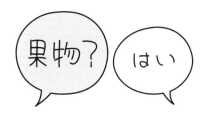

7問目

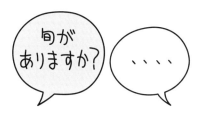

8問目

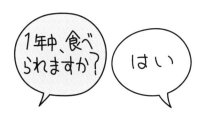

　そこで4問目の質問によって「食べ物」でもあることを確認しました。そのあとはさらに質問を狭い範囲に絞り込んでいくことができています。「食べ物」であるとわかったあとに，「みかんですか」「ご飯ですか」「松茸ですか」などと当てずっぽうに質問するとかえって時間がかかってしまいます。勘がよくて偶然すぐに当たることもあるかもしれませんが，この練習の例のように大枠から狭い範囲へと絞っていく質問の方法を使ってください。

　7問目の質問「旬がありますか」には，答えられませんでした。「旬」という言葉がわかりにくかったのかと考えなおして8問目で言い方をかえてみました（本節3）。このような工夫もできるといいですね。

9問目

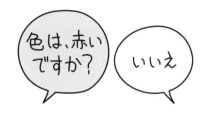

9問目と10問目で色について質問しています。

10問目

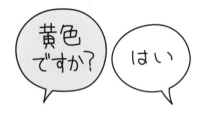

11問目

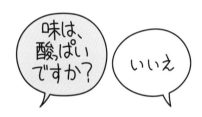

さらに丁寧に11問目，12問目で味を聞いています。

12問目

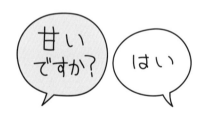

13問目

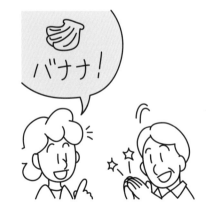

この例では「食べ物」→「果物」→「食べられる時期」→「色」→「味」と次第に狭い範囲に絞っています。質問の絞り込み方がよかったので，うまくカードの言葉を聞き出すことができました。

解説4−2（失敗例）で聞き出すことができなかった『とんぼ』の例の第4問目から以下は，どのような質問にすればよいでしょうか。成功例にならって考えてください。

解説　4−3

　1問目から3問目までの質問で食べ物ではなく，乗り物ではなく，動物だというところまでわかりました（114頁）。しかし，3問目で「動物？」と質問すると，ちょっと考えてから「はい」と答えています。『動物』というと普通は『四つ足の動物』がまず目に浮かぶことが多いですが，相手の答える表情から考えると，これは「動物ではあるけれども四つ足の動物ではない」のかもしれません。

　質問は広い範囲からだんだん狭い範囲のものへと絞り込んでいくのが原則ですから，4問目は「四つ足の動物ですか」「哺乳類ですか」「鳥ですか」「昆虫ですか」「魚ですか」などの質問がよいのではないでしょうか。

　「昆虫」とわかったらさらに絞り込んでいけばよいのです。たとえば，大きさや色，鳴き声や季節などを質問して絞り込むことができます。

　言葉当てゲームのようにならないように注意してください。ただ単に言葉が聞き出せればよいのではなく，＜練習のまとめ＞に書いてある留意点に気をつけて聞き出してください。うまく言葉が聞き出せなくても，質問が適切だったかどうかを後で振り返ってみましょう。質問とそれに対する答えや反応を書き留めておくと後で振り返るときの助けになります。言葉を変えてたくさん練習してください。

＜練習のまとめ＞

　「はい」または「いいえ」で答えられる質問をするときは，
① 　失語症の人が答える方法を確認しておく。
② 　少しずつ丁寧に聞いていく。独断を押しつけない。
③ 　質問は広い範囲から狭い範囲へ。
④ 　矢継ぎ早に質問しない。
⑤ 　失語症の人の表情に注目し，微妙な反応も見逃さない。

---

2 用意された答えの中から選んでもらう

　ゆっくり待っても言葉が出なかったり，自分からは意味のある言葉はほとんど出ない，という失語症の人と会話するとき，聞き手側の質問には工夫が必要です。「はい」「いいえ」で答えられるような質問のほかにも失語症の人が答えやすいような質問の仕方があります。

問　題

　失語症の人には，どちらの質問の仕方がよいでしょうか。

㋑　「晩ご飯は何にしましょうか」「食後には何を飲みたいですか」「買い物にはいつ行きましょうか」というような〔いつ，どこで，誰，何，なぜ，どのように・どのくらい〕など，英語の５Ｗ１Ｈ型の質問の仕方。

㋺　「肉と魚はどちらが好きですか」「紅茶にしますか，コーヒーにしますか」「買い物に行くのは明日にしますか，あさってにしますか」など，どちらかを選んで答える質問の仕方。

解　説

　正解は㋺です。

　失語症の人は物の名前や人名，地名がなかなか思い出せないので，㋑のタイプの質問には答えにくいのです（本節１）。

　一方，㋺のタイプの質問は，質問のなかに答えとなる言葉がはいっていて，選択肢が示された形になっています。与えられた選択肢のなかから答えを選べばいいので㋑のタイプの質問よりも答えやすいといえます。ただし，失語症の人は復唱（相手の言ったことをそのまま繰り返すこと）が苦手なために答えられなかったり，立て続けに言われた言葉を覚えていられないこともあります（第１章第２節）。ですから，いくつかの選択肢を示すときには，選択肢がはっきりとわかるように，一つずつはっきりと言わなければなりません。

　また，話し言葉だけではなく，文字や絵などを同時に示しながら質問したほうが失語症の人にとってわかりやすくなります（本章第５節３，４）。文字や絵などが示されていれば，質問の意味が理解しやすくなるばかりでなく，そこに書かれた文字や絵を指さすだけで答えることができるのでさらに有効な手段となります。ただし，あまりたくさんの選択肢を一度に示されると混

乱してしまいますので，気をつけましょう。

練習　4－4

　あらかじめいくつかの答えを用意して，質問をする練習をします。

　次のような場面では，失語症の人にどのように質問したらよいか考えてみましょう。実際に質問してみてください。

(イ)　失語症の夫に妻が，明日の朝食は何がいいか聞こうと思います。ご飯がいいか，それともパンがいいか，夫に尋ねるところです。

(ロ)　失語症の友人と一緒に，小野さんのお誕生祝いに花を贈ることに決めました。バラの花と百合の花とではどちらがいいか話し合うことになりました。

練習の手順　4－4

(1)　まず，練習相手を見つけて二人一組になります。練習相手に失語症の人の役になってもらい練習します。

(2)　紙と鉛筆を用意して，相手との間に置きます。これは話し言葉と同時に文字や絵を示すために使います（本章第5節3，4）。

(3)　実際に質問をしてみましょう。このとき，質問の意味がはっきりと相手に伝わるように注意しましょう。たとえば，(イ)で聞いているのは「明日の朝食で食べたいもの」，(ロ)では「小野さんの誕生日に贈る花」です。まず，相手の人に質問の意味を理解してもらうことが大前提です。第3節で学んだような，ゆっくりしたペースで，短く，わかりやすい言葉で，はっきりと問いかけましょう。話し言葉と同時に文字や絵などを示すとさらにわかりやすくなります。

(4)　次に，選んでもらう答えが相手にわかるように一つずつはっきりと話しかけます。文字や絵でも書いて示します。

(5)　相手の人に，書き示した答えのうち，どちらかを選んでもらい指さして答えてもらいましょう。

(6)　答えてもらったら，役割を交代して同じようにやってみましょう。

＜(イ)の解答例＞

　「あなた，明日の朝食は何にしましょうか（と言いながら『明日の朝食？』
と書く）ご飯？　それともパン？」（と言いながら『ご飯』『パン』の文字と絵
を書いて示す）。

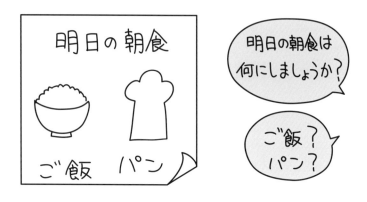

＜(ロ)の解答例＞

　「小野さんの誕生祝いの花はどっちがいいかしら？（と言いながら『花
（誕生祝）』と書く。花束の絵が描ければもっとよい）バラ？　百合？」（と言
いながら，『バラ』『百合』の文字と絵を書いて示す）。

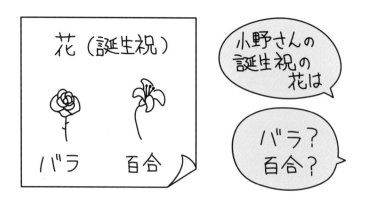

　相手の失語症の状態によって，「はい」「いいえ」で答えられる質問をした
り，答えが選べるように用意しておいたり，あるいは〔いつ，どこで，誰，
何，なぜ，どのように・どのくらい〕など，英語の5W1H型の質問をして

もよいかを適切に見極めて会話を進めることが必要となります。相手の表情をよく見て，難しそうだと思ったら，「はい」「いいえ」で答える質問に切り替えていき，答えがある程度わかっている場合にはいくつかの選択肢から選んでもらうなど，柔軟に対応していきましょう。

―――――〈練習のまとめ〉―――――

答えを選んでもらう質問をするときは，
① 質問の意味をきちんと理解してもらう。
② 選択肢となる答えを一つずつはっきりと示す。
③ 話し言葉だけでなく，文字や絵などを同時に提示する。
④ あまり多くの選択肢にならないようにする。

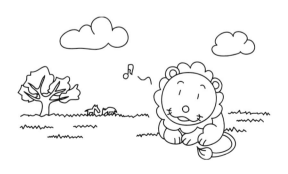

3 ┊ 他の言葉で言い換える

　失語症の人は，その人の言葉の状態による程度の差はあれ，話し言葉を理解することに障害をもっています。話し手の言った内容がすぐにはわからなかったり，違う意味にとらえてしまうこともあります。そのようなときには，繰り返して言ったり（本章第3節3），別の言い方をしてみたりするなど，表現の方法を変えてみると理解できることがあります。

問　題

　失語症の人に話すとき，次のどちらがわかりやすいでしょうか。

㈰　記名捺印してください。

㈪　名前を書いてハンコを押してください。

解　説

　答えは㈪です。㈰も㈪も内容は同じなのですが，表現の方法が違います。

　失語症の人には，わかりやすい言葉で，またその人にとって身近でなじみのある表現で話しかけるほうが理解しやすいのです。同じ内容の事柄を伝えたり質問したりする場合にもただ一つの表現にこだわらず，別の言い方にすると，理解しやすくなることがあります。もし，こちらの言葉が伝わっていないかなと思ったら，まず，その言葉を繰り返しましょう（本章第3節3）。それでもうまく伝わらないときは他の言い方にかえてみてください。

練習　4－5

　「生年月日を教えてください」と言ったら，きょとんとされてしまいました。そこで，もう一度繰り返しましたが，それでもうまく伝わらなかったようです。他の言い方を考えて，質問してみましょう。

練習の手順　4－5

⑴　二人一組になり，一人が失語症の人の役になります。

⑵　「生年月日を教えてください」という聞き方の他にどのような言い方があるか考えましょう。一つだけでなく，いくつかの表現の方法があるかもしれません。

⑶　次に，思いついた他の表現を使って実際に質問してください。

　他の表現の例として，「生まれたのはいつですか」「お誕生日はいつですか」「お年はおいくつですか」「年齢は何歳ですか」「生まれた年の干支はなんですか」「昭和，平成」などと書いて聞く，などがあります。

　別の言い方で話しかければ必ず伝わるかというと，そうとは限りません。他の表現で話しかけるときでも文字や絵などを同時に示したり，この場合は生年月日を聞いているのですから，カレンダーを使うともっとわかりやすくなります。話し言葉と同時に示す文字として次のようなやり方があります。

　「生年月日を教えてください。生まれたのは昭和？　平成ですか？　……」

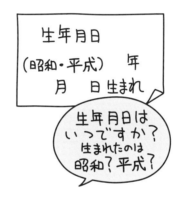

　このように文字で示し，昭和か，平成を○で囲んでもらうとわかりやすくなり，その続きの年月日の意味も理解しやすくなります。

　「お誕生日はいつですか」

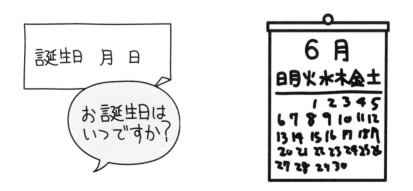

　このように文字を示し，さらにカレンダーも提示しましょう。

「年齢を教えてください」

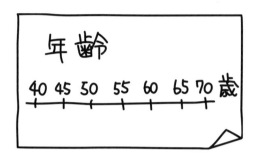

　このように数字も提示しながら「年齢を教えてください」と問いかけると質問の意味もわかりやすくなるし，答えるときにも答えやすくなります。

　「誕生日」から聞こうとするあまり，「お誕生日にはご家族がお祝いしてくださいますか。ケーキに年齢の数だけろうそくを立てますよね。○○さんは何本立てたのかしら。そのお誕生日は何月何日ですか」などと込み入った言い方になりがちです。これでは話が複雑になり，混乱してしまいますし，質問の意図もわかりにくく「何を聞かれているのだろう？」と，質問の要点がぼやけてわかりにくくなってしまいます。話す言葉は簡潔に，わかりやすいものを使ってください。

練習　4−6

　次の内容を伝えるのに，他にどんな言い方があるか考えて，伝えてみましょう。

(イ)　「現住所はどこですか」
(ロ)　「あなたの職歴を教えてください」
(ハ)　「頭痛時に服用してください」
(ニ)　「私は家事援助のヘルパーの鈴木です」

練習の手順　4−6

(1)　練習の相手を見つけ，二人一組になります。
(2)　他の言い方を考えましょう。
(3)　実際に他の言い方で伝えてください。

㈠　「どこに住んでいるのですか」「お住まいはどこですか」

㈢　「今までどんな仕事をしていましたか」「職業は何ですか（何でしたか）」

㈥　「頭が痛いとき（頭を押さえて痛そうな表情をしながら言う），この薬を飲んでください」

㈦　「私は鈴木です。洗濯や（洗濯をする身ぶりをつけながら），掃除や（ほうきで掃いたりぞうきんがけをする身ぶりをつけながら），料理をします（料理をする身ぶりをつけながら言う）」

　他の表現もあると思います。できるだけわかりやすい表現を使いましょう。

　また，話し言葉だけで伝えるのではなく，話し言葉以外にも身ぶりや表情を添えたり（本章第5節1），文字や絵なども示しながら伝える（本章第5節3，4）などの手段を使うような配慮をすれば，さらに失語症の人は理解しやすくなります。

＜練習のまとめ＞

一度でわかりにくいときは，

①　簡潔でわかりやすい表現を使う。

②　込み入った表現はわかりにくいので使わない。

③　話し言葉だけでなく，文字や絵などを同時に提示する。

いろいろな手段や道具の活用

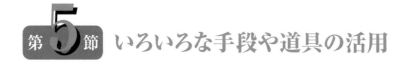

　人と人のコミュニケーション手段は，話し言葉だけとは限りません。失語症の人と話をする際は，話し言葉に文字や絵，表情や身ぶりといった話し言葉以外の手段を加えてみましょう。失語症の人の多くは，言葉を聞いて理解する力が低下しています。そのため，話し言葉だけでは，意味がよく理解できないことや，間違った理解をしてしまうことがあるのです（第1章第2節1）。耳からだけの情報より，目にも訴えることで，ずっと理解がしやすくなります。

　また，この話し言葉以外の手段を失語症の人にも積極的に使ってもらいましょう。家族や周囲の人はとかく話し言葉による答えを求めてしまう傾向にありますが，文字や絵，指さしだけで答えてもそれは立派な"言葉"なのです（ただし，これも難しい人もいますので無理強いは禁物です）。決して完全な文字や絵ではなくても，そこから何を伝えたいのかを推測することができます。また相手の表情から思いを察することもとても大切なことです。

　話し言葉だけにとらわれず，その人の症状に応じた最適なコミュニケーション手段を用い，お互いに理解し合うことが大切なのです。本節では，話し言葉以外のさまざまなコミュニケーション手段について紹介します。

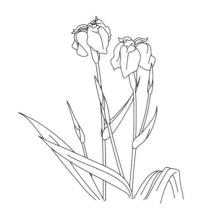

1 表情や身ぶりを添えて話す

　失語症の人と話をするときは，話し言葉に身ぶりや手ぶりを添えて話しましょう。言葉だけでは理解できない場合の助けとなり，話が理解しやすくなります。表情や声の調子を変えるといったことも理解を助けることに有効です。

問　題

どちらのほうがより伝わりやすいと思いますか。

㋑　表情をつけずに言葉だけで「暑いですね」と言う。

㋺　額の汗を拭く身ぶりをつけながら「暑いですね」と言う。

解　説

　㋺のほうがよく伝わります。失語症であっても，その場の状況や人の表情を理解する力は病前と変わりません（第1章第5節4）。失語症の人と話をする際は，少し大げさなくらいに表情や身ぶり・手ぶりをつけて話をしましょう。「うれしい」「びっくりした」などの感情を表すときは，表情だけでなく声に抑揚をつけてみるのもよいでしょう。また，数や量，大きさなどは，それを指や手で示すことで，言葉だけで伝えるよりもずっとよく理解されるはずです。

　ただし，話している内容のすべてを身ぶりで表す必要はありません。複雑な身ぶりはかえって混乱してしまいます。特に伝えたい点を強調する意味で，あくまで言葉に添えるような形で示します。

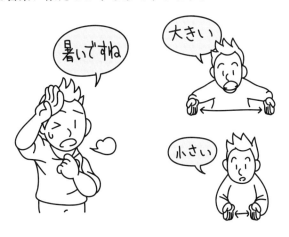

次の言葉を身ぶりや表情を添えて言ってみましょう。

(イ)　「今日は寒いので，上着を着ていきますか？」

(ロ)　「野球の試合は雨で中止になりました」

(ハ)　「昨日，ラーメンを食べに行きました。とてもおいしかったです」

(ニ)　「おにぎりはいくつつくりますか？　1つ？　2つ？　大きめ？　小さめ？」

練習の手順　5－1

(1)　二人一組になって向かい合います。一人が失語症の人の役になります。

(2)　話す側は言葉に表情と身ぶりを添えて伝えます。その際，相手の顔をしっかり見て（本章第2節4），はっきりと少し大きめな身ぶりをしてみましょう。また，身ぶりに気をとられ，話し方（速さ，声の大きさ）がおろそかにならないようにしましょう。「ゆっくり，はっきり」と伝えます（本章第3節1）。

(3)　伝えられた相手の人は，上記の注意点が守れていたか，内容がよくわかったかを教えてあげましょう。

(4)　役割を交替して同じことを行います。

解説　5－1

ジェスチャーゲームではないので，内容のすべてを身ぶりで表す必要はありません。(ロ)の「試合」や(ハ)の「昨日」などは，身ぶりで伝えることは難しいですね。無理に身ぶりで表すとかえってわかりにくくなってしまいます。部分的であるからこそ，よりわかりやすくなるものです。

＜身ぶりの一例＞

(イ)　体が凍える，上着を着る動作。

(ロ)　バットを振る動作，雨が降る手ぶり，手で×をつくる。

(ハ)　ラーメンを食べる動作，おいしい表情。

(ニ)　おにぎりを握る動作，指で数「1」「2」を示す，手で大きさ「大」「小」を示す。

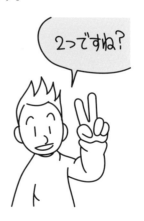

2つですね？

練習　5－2

次のような内容を身ぶりを添えて伝えてみましょう。

「私は5人家族です。主人と子どもが2人と主人の母が一緒です。子ども
は上が女の子で大学生。ピアノを勉強しています。下の子はまだ小学生で
す。男の子で野球に夢中です」

練習の手順　5－2

練習5－1と同様の手順で行います。

解説　5－2

　長い内容は，要点で区切りながら，ゆっくり話し，所々ポイントを身ぶり
で示すと大変わかりやすくなります。すべてを身ぶりで表現できるわけでは
ありませんし，無理に身ぶりをするとかえって混乱します。この場合「私，
5人，子ども2人，上，ピアノ，下，野球」ぐらいは身ぶり・手ぶりができ
ると思います。伝える相手の表情を見ることも忘れてはいけません。

＜練習のまとめ＞

① 　身ぶりは，話の要点を表す。

② 　わかりやすく，はっきりとした身ぶりであること。

③ 　豊かな表情も大切です。

---

2 ｜ 実物を見せる

　実物を見せるのもとてもわかりやすい方法です。目の前に持ってきて見せることが可能なものはできるだけそれを見せながら話をしましょう。そのほうがずっと理解しやすいですし，どちらかを選んでもらう際にも指さしてもらうだけで簡単に答えてもらうことができます。特に症状の重い人などには有用です。

問　題

　今日は親戚の家に遊びに行きます。妻は失語症の夫に，着ていくシャツを自分で選んでもらおうとしました。そこで「白のワイシャツにします？」「茶色のポロシャツにします？」と「はい」「いいえ」で答えられるように尋ねたのですが，どちらにも「はい」とうなずくので決められませんでした。そのようなときはどうしたらよいでしょう。

解　説

　いくら答えやすいようにと言葉を選べるように示して尋ねても，耳からの情報だけでは理解が難しい人もいます。この場合は，2種類のシャツそのものを目の前で見せて尋ねてみましょう。失語症の人にとっては，言葉で説明されるより，実物そのものを目の前で見ることができれば，何を尋ねられているかが一目瞭然ですし，答えもその場で指さすことですぐに伝えることができます。他にも「帽子をかぶっていきますか？」などという場合も，実際に帽子を持ってきてかぶっていくかどうかを尋ねるほうがすぐにわかってもらえるでしょう。「隣りの○○さんがお土産のお菓子をくださいましたよ」

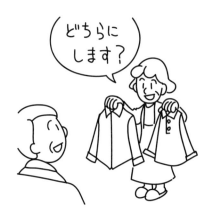

なども，実際にもらったものを見せて説明するほうがよいでしょう。

　言葉だけで片づけようとするのではなく，見せることができるものであれば，実物を見せて話をするほうが，結局は早くわかってもらえることになります。言葉に固執せず，実物をとりに行く労を惜しまないことです。場合によっては，実際にその場所に行って話をすることが必要なときもあります。

練習　5－3

　次の場合はどのように対処すればよいか考えてみましょう。
- (イ)　お茶の時間です。今日はみなさんで紅茶を飲むことにしました。紅茶に砂糖とレモンを入れるかどうかを尋ねます。
- (ロ)　「書類にサインをお願いします。また，サインは鉛筆ではなくペンで書いてください」ということを伝えます。
- (ハ)　脳梗塞で入院していました。退院後も外来で言語訓練に通うことになりました。受付の方法を説明します。

解説　5－3

- (イ)　言葉で尋ねるだけではなく，その場にある砂糖とレモンを見せて，「砂糖は入れますか？」「レモンは入れますか？」と一つずつ入れるかどうかを尋ねてみましょう。また砂糖を入れる場合「何杯入れますか？」は「1杯？」「2杯？」と指で数を示す方法もありますが，はっきりしないときは実際に目の前で入れて見せて，もう1杯入れるかどうかを尋ねる方法もあります。たとえばスプーン1杯は多いけど半量をお願いしたい場合など，それを言葉で伝えることは難しくても，見ているからこそ伝えられるということもあります。相手の表情をよく見ることを忘れてはいけません。
- (ロ)　書いてもらう書類を目の前に出して説明します。サインをする箇所をしっかりわかるように丸で囲むなどして提示します。筆記具はペンでお願いしたいと，ペンを見せます。その場で書いてもらう際はペンを渡せばよいですが，あとから書いてもらう場合は，鉛筆を見せ「これは×」ということをしっかり伝え，再度ペンを見せて「ペンで書いてください」としっかり確認をします。
- (ハ)　受付の流れを紙に書いて説明するのはもちろんですが，実際に現場まで出向き，一連の流れを体験してもらうとはっきり理解できるはずです。小

さい病院では受付の人と顔を合わせることで，お互いに顔を覚え，配慮をお願いできるかもしれません。最近は，比較的大きな病院では機械による自動受付も増えています。機械の操作など説明が複雑になりがちの場合は，言葉や文字だけではなく実際に操作しながら説明する配慮が必要です。

＜練習のまとめ＞

① できるだけ実物を見せながら伝える。

② 複雑な言葉での説明より，可能ならば現場に出向いて伝える。

③ こちらの伝えたいことを理解しているか，相手の応答や表情をよく見る。

---

3 | 文字を書いて示す

　失語症の人と話をするときは，できるだけ紙に文字を書いて示すようにします。聞いて理解することが難しい人でも，文字が表す意味は理解できることがあります。また，要点を書きながら話を進めると確認にもなり，話の食い違いを防ぐことができるようになります。

問　題

　失語症の人には，㋑と㋺のどちらが理解しやすいでしょうか。

㋑　①ぜんこくとういつちほうせんきょ

　　②きのうはむすめとおんせんにいきました。

㋺　①全国統一地方選挙

　　②昨日は娘と温泉に行きました。

解　説

＜漢字単語を使いましょう＞

　失語症の人は，仮名文字を読んだり理解したりすることが難しくなりますので（第1章第2節3），㋺のほうが理解しやすいということになります。

　ただし，できるだけ漢字単語を使ったほうがよいといっても，一般的に見慣れない漢字単語を使うということは逆効果です。「うどん」や「レモン」のような見慣れている仮名文字は，「饂飩」「檸檬」のような見慣れない漢字より理解しやすいようです。

　また，「ケアマネジャー」「デイサービス」など日常よく目にするようになったカタカナ語で，漢字で示すことが一般的でないものは，説明のときにわかりやすい言葉で言い換えてみましょう（本章第4節3）。

良い例 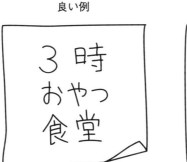　　　悪い例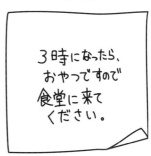

失語症の人に文字を書いて示すときには，要点を漢字単語で表したメモのような方法が適しています。たとえば「3時になったらおやつですので，食堂にいらしてください」という内容を伝える場合は，イラストの悪い例のように言ったとおりに全部書くのではなく，『3時，おやつ，食堂』と要点だけを書いて示しながら声をかけましょう。

＜数字は必ず書いて示す＞

特に数字は，聞き誤ることがよくあります。約束の時間や日付，電話番号，金額など数字が一つ違ってもトラブルのもとになりますので，必ず数字を書いて示して確認をとるようにしてください（第1章第2節5）。

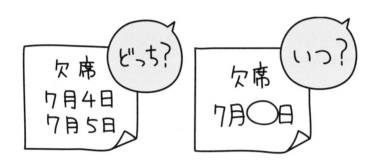

問　題

ホームヘルパーさんが，明日の訪問時間がいつもの2時から1時半に変更になることを伝えます。どちらの方法がよいでしょう。

(イ)　「明日は，いつもの2時ではなくて，1時半に来ます」と言葉だけで伝える。

(ロ)　メモに「明日（○月○日），2時→1時半」と書いて説明し，そのメモを渡す。

解　説

必ず(ロ)のような方法で伝えましょう。時間の変更ぐらい簡単なことだから口で言っただけで十分わかるだろうと思わないでください。失語症の人も「はい，はい」とわかった返事をされることもありますが，時間を誤って聞き取っていることもあります。翌日，不安や不満を言われて「昨日お伝えしましたよ」とならないためにも，数字は必ずメモにして，渡すようにしてください。

また，時間は，午後を13時や17時などと書くことがありますが，失語症の人には13時を1時と読み替えるのが難しい人もいます。もしかしたら，13時を3時と理解してしまうことも考えられますので，「1時」「午後1時」と書くほうがよいでしょう。

練習　5−4

失語症の人に，文字を書きながら自己紹介をしてみましょう（相手に伝える際は，第3節で学んだことをよく思い出してください）。

練習の手順　5−4

⑴　二人一組になり，一人が失語症の人の役になります。

⑵　A4くらいの大きさの紙と鉛筆を用意して，相手との間に置きます。

⑶　伝える側は，相手に初めて会ったと想定して自己紹介をします。

　　この練習では，口での説明だけでなく，同時に文字も書きながら話してください。はっきりとわかる大きめの文字で，要点だけを書きます。文字は必ず相手に読める向きにして示します。

　　話し方については，第3節をもう一度よく読み返してください。基本は「ゆっくり，はっきり」です。数を指で示したり，表情をつけることも忘れずに注意してください。

⑷　失語症役の人は，気がついたことを教えてあげてください。

解説　5−4

この練習では下の良い例のような文字を書きながら，ゆっくり，はっきり話しましょう。

また，文字を使って話をする場合には，相手の顔を見て話すことがおろそかになりがちですので注意しましょう。失語症の人がその文字にしっかり注

良い例　　　　　　　　　　悪い例

目しているか，文字に対してどのような反応を示しているか，その表情にも気をつけて見てください。大切なのは相手が話を理解できたかどうかを正確に把握することなのです。

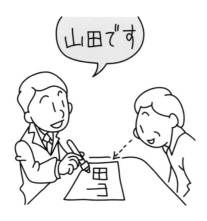

練習　5-5

漢字で要点を書き出しながら話を進める練習をしましょう。

「今度病院に行くのは，来週の金曜日 15 日です。1 時の予約なので，デパートで食事をしてから行きましょう」という内容を伝えてください。

練習の手順　5-5

(1)　二人一組になり，一人が失語症の人の役になります。

(2)　A 4 くらいの大きさの紙と鉛筆を用意して，相手との間に置きます。赤などの色ペンもあれば準備します。

(3)　伝える側は，まず問題の文章の要点に下線を引いて，最も伝えたいことが，何かを考えます。

(4)　失語症役の人に向かい，紙に要点を書きながら説明をしてみましょう。

(5)　相手の視線や表情に注意し，文字に注意をひきつけながら話します。ゆっくり，はっきり，短い言葉で，といった話し方にも同時に気をつけましょう。身ぶりや表情もつけて伝えてみましょう。

　問題の文章の要点は「金曜日」「昼食」「病院」という単語と，日付と時間の数字です。これをわかりやすく明確に示すことになりますが，決してそのままの文章を書くのではなく，要点だけを抜き出して要領よく書きながら説明しましょう。

(例)

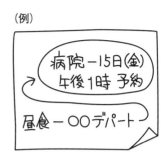

　紙に要点を書くときの注意は，読みやすいように大きくはっきり書くことです。紙の隅に小さい文字で書くことは避けましょう。また，相手に読める向きにして示しますが，無理に対面から逆さの文字を書く必要はありません。歪（ゆが）んだ字はかえって読みにくいものです。手元で書いてから相手に向けて示してもかまいません。

　さらに，説明する際は「→」や「○」で囲むなど文字を強調しながら話すと，より理解しやすくなります。特に重要なところは，赤ペンを使うのも効果的です。注目できるようにする工夫が必要です。

　紙に要点を書きながら，ゆっくり，はっきり，短い言葉で話しましょう。

<＜練習のまとめ＞>

① 漢字単語や数字で要点だけを示す。
② はっきり見やすい文字を書く。
③ 紙は二人の真ん中あたりに置く。
④ 文字に注意をひきつけてゆっくり，はっきり，短い言葉で話す。
⑤ 相手の表情等にもよく注目する。

4 絵や地図を示す

文字だけではなく，絵や写真を示したりすることも有効な方法です。実物を示したほうがわかりやすいですが，必ずしも実物が示せるとは限りません。そんなときは簡単な絵や図を描いたり，写真を見せることで理解しやすくなります。

また，思っている言葉がなかなか出てこない失語症の人にも，絵や文字を描いて伝えてもらうのも一つの方法です。完全な絵や文字ではなくてもそこから推察することができるはずです。

◆会話パートナーが描いた絵

「30度を超える暑さ」

「熱中症の話の一コマ」

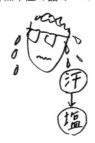

◆失語症の人が描いた絵

①有馬記念

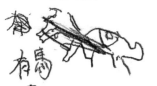

②大晦日

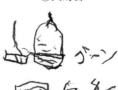
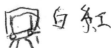

③歯医者

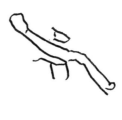

問　題

失語症のAさん。言葉は出ませんが尋ねれば「はい」とうなずきで返事ができます。ヘルパーさんが昼食のお弁当を買いに行くことになり，Aさんに何がいいか尋ねました。「サンドイッチ？」「おにぎり？」「お寿司？」「うどん？」「やきそば？」と尋ねたところ，最後の「やきそば」でうなずかれたので，「やきそば」を買ってお渡ししたらけげんな顔をされました。どうやら違っていたみたいです。どうして間違ってしまったのでしょうか。

　何がいいかを「はい，いいえ」で答えられるように，選択肢を出して尋ねているのはよかったです。しかし，それをいくらゆっくり尋ねたとしても，一度に5品も続けて言われては，失語症の人は混乱してしまい正確に理解できないことがあります。この場合は，文字で書いて指さして選んでもらうのがよかったのでしょうが，絵や写真のメニューがあったらもっとはっきりしたと思います。よく使うものであれば，あらかじめ伝えたい内容の絵や写真を貼ったノートを用意し，そのなかから自分の伝えたいことを指さしてもらうのもよい方法です。

　そのほかに，イラストに示したような旅行の話などでは，旅行のパンフレットがあればそれを見せたり，地図を用いて場所を指さしながら説明するとよいでしょう。

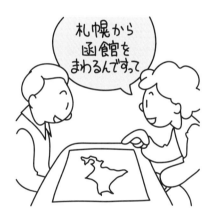

㋑　日本地図や世界地図の輪郭を描いてみましょう。

㋺　自宅近所の地図を描いてみましょう。親しい人の家や，よく行くお店，駅や公園などもあれば書き入れてください。

解説　5－6

　話の中で旅行や出身地など地名が話題になることがよくあります。しかし，特に地名などの固有名詞は言葉では出にくいものです（第1章第2節2）。そのような場合は，地図を指さしてもらうのも一つの方法です。地図帳があるととても便利ですが，ない場合でも日本地図や世界地図などは大雑

把な輪郭程度が描けるようにしておきましょう。話の流れをさまたげないよう，さっと描けることも大切です。さらに，地図上でわかった地名などは文字で書き直して確認をとりましょう。

　自宅周辺の地図も描いておくと説明には便利です。地理を言葉で説明するのは複雑になり，わかりにくいものです。目印がわかるような地図を描いておくとよいでしょう。

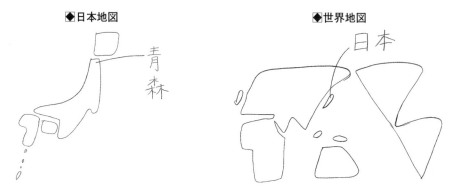

◆日本地図　　　　　　　　　　　　　◆世界地図

地図上でわかった地名などは文字で書き直して確認をとる

◆自宅周辺の地図

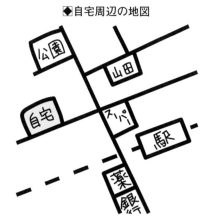

目印がわかるような地図がよい

――――――――＜練習のまとめ＞――――――――

①　地図を用いて話を進める。

②　大雑把な輪郭の地図が描けること。丁寧に書く必要はない。

5 | コミュニケーションを助ける道具

　言葉が思うように出ない失語症の人に代わって，その思いをすべて伝えてくれるような道具は存在しません。しかし，コミュニケーションは双方向であることを考えれば，失語症の人だけに努力を求めるわけにはいきません。周囲の者がどうしたらその人とスムーズな意思疎通ができるのか，困難な状況を補うにはどうしたらよいかを考えていきましょう。

問　題

　失語症の人と話すとき，コミュニケーションを助けてくれるのに役立つと思われる道具にはどんなものがあるでしょう？

解　説

　常に身近においておくとよい道具を紹介します。相手に合わせて使ってみましょう。

紙と鉛筆

　これは常に使用しますので，いつでも取り出せるように身近に置いておきましょう。失語症の人と話をする際は，「要点を書きながら話すこと」が自然にできるようにしてください。またそれは，失語症の人に文字や絵を書いてもらうのにも使えます。たとえ完全ではなくても，断片的に書かれたものから推測したり，つなぎ合わせて理解することができます。特にノートを用意すれば，書いたものが記録として残るので，後から見返すことができます。失語症の人がそれを繰って，言いたい言葉を見つけて伝えることもできます。

カレンダー・時計

　「いつ」といった日付や時間の確認などの際に使用します。たとえば「次回は1月15日」と文字だけで示すより，カレンダーを用いて伝えるほうがより理解しやすくなります。失語症の人が伝える場合も，指し示すことができるので，言葉が出にくい人

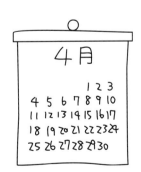

にも有効です（本章第4節3）。

地図・路線図など

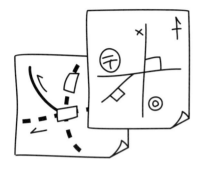

　「どこ」といった場所を確認する場合に使用します。日本地図や地元の地図などはよく使いますので，必ず用意しておきましょう。外出の説明などには，電車やバスの路線図もあると便利です。その他，世界地図や主な観光地の地図などいろんな種類の地図をそろえておくと何かと役立ちます。

新聞・チラシ

　日常の会話によく使用します。新聞の大見出しや写真を使って話をしたり，テレビの見たい番組を指し示してもらうことができます。

　旅行会社のパンフレット，通信販売のカタログなどもとても便利です。いろいろ利用してみましょう。

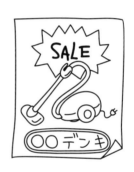

写真・アルバム

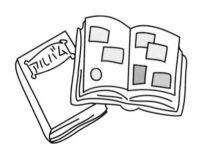

　思い出を話すときや人を話題にするときなどに使用します。失語症の人は，とくに地名や人の名前は思い出しにくく，詳細な説明をすることが難しいことが多いため，家族や関係する人，飼っているペットの写真，旅行に行ったときの写真，昔のアルバムなど，個人的なことで推測が難しいことに関しては写真があると話が進みます。最近では，失語症の人がスマートフォンのカメラで撮った写真を使って伝えられることも増えてきました。外食した際の料理，散歩での一コマ，通っている施設の写真など，日常生活のあらゆる場面を簡単に撮影できるため，伝達手段として重宝されるようになりました。また，撮影した日付もわかるため，それが"い

つ"の話かも伝えることができます。

スマートフォン・タブレット端末などの通信機器

　最近は，わからないことをインターネットの検索機能や様々なアプリを使って簡単に調べることができるようになり，失語症の人との会話でも有効な手段となりました。有名な人物，歴史，観光地など言葉で説明することが難しくても，画像で確認することで話が弾むこともあります。歌手や歌の話が出た時には，その音楽をYouTubeで流して確認でき，一緒に歌うこともできます。

　ただし，ネット検索はとても便利ではありますが，先んじて調べたものを伝えてしまうと，せっかく失語症の人が考えて言おうとされていることを阻んでしまうことがあります。相手のペースに合わせることが大事です。

　スマートフォンは，失語症の人も使う方が増えています。前述の写真だけでなく，鉄道の乗換案内，地図，通信販売など様々な検索機能やアプリを使いこなしている方もいます。失語症によって文字入力は難しくても，手書き入力や音声入力機能を使って検索することができます。例えば，「桜の開花はいつか？」と調べたい場合「桜」「開花」などの文字を手書き入力することで検索できます。文字が思い浮かばなくても書き写すことができる人には便利な機能です。

　また，電話でのやりとりは難しい場合が多いですが，スマートフォンのLINEを使ってスタンプや簡単な文字，写真でやりとりする方も増えてきました。

◆スマートフォンでのやりとりの一例

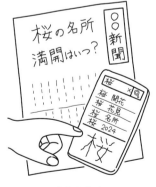

手書き入力

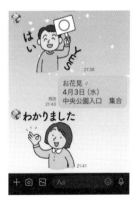

LINEスタンプ「失語症意思疎通支援スタンプ」
©Hideko Tottori

コミュニケーションノート

　日常よく使う言葉や日常生活に関係する事項を，カテゴリー別に分類して整理したノートで，該当の絵や文字を指さすことによって意思を伝達することができます。最近では市販されているものもありますが，チラシやパンフレットの写真を切り抜いたりしてノートに貼れば簡単にできるので，家庭でもつくることができます。食べ物や日用品の絵や写真の一覧，プロ野球の球団名やサッカーJリーグのチーム名といったスポーツ関連の名称なども一覧にしてあると便利です。

　また，失語症のご本人も，言葉で説明することが難しい方は，家族の名前，住所，趣味，病気の履歴，主治医などの個人の情報を1冊のノートにしておくと便利です。必要なときに見せて伝えることができます。

　このコミュニケーションノートは周りの人が積極的に使うようにしましょう。「つくってはみたが本人が全く使わないんです」ということを言われることがありますが，これは本人が使うというよりは，むしろ周囲の人が思いを聞き出すときに使うものだと考えてください。次のような会話支援シートも使えます。

◆コミュニケーションノートと会話支援シートの一例

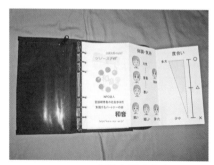 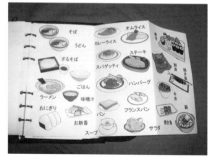

会話支援のためのリソース手帳（NPO法人和音作成）

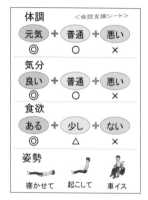 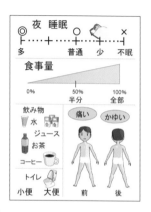

会話支援シート

スケール

感情や痛みなどの度合いを知る場合は，右の絵のように棒線に目盛りをつけたスケールで，その割合を指で示してもらうこともできます。「はい」「いいえ」だけではなく「どちらでもない」という微妙な気持ちを知ることができます。金額や年齢など見当をつけて聞く場合にも使えます（本章第4節3）。

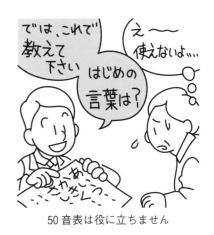

スケールは微妙な気持ちを聞くのに便利

50音表は使わない

失語症の人の多くは，仮名が苦手になります。そのため，仮名文字で書かれた50音表は役に立ちません。言いたい言葉が詰まってどうしても出てこないという場合がよくあります。そんなときに，50音表を使えばいいと考えてしまいがちですが，仮名が苦手な失語症の人にとって，それは大変難しく，ストレスを与えてしまうことになります。原則として失語症の人には使えない，使ってはいけないということを覚えておいてください（第1章第2節2）。

50音表は役に立ちません

第6節 確認の仕方

　失語症の人と話すうえでもう一つ重要なことは，「確認する」ことです。聞いて理解する力が不十分なので，聞き落としたり，聞き間違えることがよくあります。しかも本人はそれに気づかないで，よくわかっているという表情をしています。話す力も不十分なので，言いたいことと違うことを言ってしまうこともあります。読み書きについても同様です。「もしかしたら正しく理解していないかもしれない」「これは本当に言いたいことではないかもしれない」と，絶えず頭の隅で考えておいてください。もしも，はっきりしないようなら，必ず確認してください。多分こうだろうなあという思い込みは禁物です。相手を疑っているようで失礼に感じるかもしれませんが，決してそうではありません。ここをあいまいにして先に進むと，話の行き違いから，かえって苦い思いをすることがあります。

　次のようなことがありました。Tさん（60代・女性）には，重度の失語症と右の手足の重度の麻痺があります。デイサービスで入浴したときのこと，職員が誤って右の手を強くねじってしまいました。職員が，あわてて「痛くない？大丈夫ですか」と聞いたところ，Tさんが「うん」と答えたので，その職員は大丈夫だと思ってそのまま入浴介助を続けました。ところが帰宅後，右腕はどんどん腫れてしまい，病院でレントゲンを撮ったら，なんと骨折していました。Tさんは，腕に金属を入れる手術を受けなければなりませんでした。このように，重い失語症の人が「うん」と答えても，本当に質問の意味を理解して答えていない場合がありますから，丁寧に確認しなくてはならないのです。

　スラスラとたくさん話すタイプの失語症の人は，言い間違いが多くて，話の筋がわからなくなってしまう場合があります。時々話を止めて確認することが必要です。症状の軽い人の場合は，つい油断をして確認を忘れがちですが，話が行き違って失敗することがあります。失語症の人と会話をするときは，必ず忘れずに確認してください。この節では，これまで学んだことを復

習しながら，確認の仕方を解説します。

1 異なる視点から質問をする

　失語症の人は，「はい」と返事をしたり，こちらの言うとおりの言葉をそのまま繰り返していても，内容を聞き間違えている場合があります。念のため，答えが「はい」にならないような質問をしてみましょう。それで，また「はい」と返事が返ってきたら，正しく理解できていないのですから，もう一度わかるように話す必要があります。

> ### 問　題
>
> 　重度の失語症の人に「今日はお一人でいらしたのですか」と尋ねたら，「はい」とうなずかれました。本当に一人で来たのか，誰かと一緒なのか，確かめるにはどうすればよいでしょう。㋑と㋺のどちらの聞き方がよいと思いますか。
>
> ㋑　「今日はどうやっていらしたんですか。電車ですか。渋谷で乗り換えたんですか。大きい駅だから大変でしたね。一人で切符買うの大丈夫でしたか。やっぱり誰かと一緒にいらしたんじゃないですか」と状況が詳しくわかるように質問して，もう一度確認する。
>
> ㋺　「ご家族とご一緒ですか」と聞いてみる。

> ### 解　説

　㋑のように込み入った質問をすると，かえって混乱して，質問の意図がわかりにくくなってしまいます。話の流れも損なわれてしまって，「えっ，今何の話をしていたんだっけ」ということにもなりかねません。

　このような場合，まず㋺のように簡単に聞いてみましょう。質問が正しく理解できていれば答えは「いいえ」になるはずです。「はい」という返事が返ってきたら，第4節や第5節で学んだ方法を

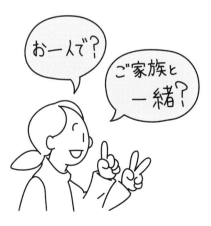

使って，もう一度質問したほうがよさそうです。たとえば，身ぶりを使って，指を1本立てながら，「お一人ですか」，2本立てながら「お二人ですか」と聞いてみます。もし答えが「二人」であれば，さらに「ご家族とご一緒ですか」「ヘルパーさんと来たんですか」と続けて聞けばいいでしょう。

さらに，紙に「○○さん，妻，ヘルパー」と書いて選んでもらうのもよい方法です。文字の代わりに簡単な絵を描いてもいいかもしれません（本章第4節2，第5節4）。

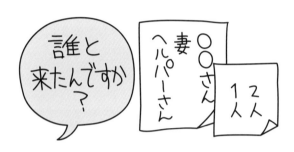

練習　6-1

「お寿司は好きですか」と聞くと「はい」とうなずかれたので，お寿司の話を続けていたら，ご家族が「本当は嫌いなんです」と訂正されました。このような行き違いは，どうすれば防げるでしょうか。

解説　6-1

まず，質問の仕方を振り返ってみましょう。第2節で学んだ基本姿勢はとれていたでしょうか。声をかけた位置はよかったか，相手がこちらを見ていたか，話す速度は速すぎなかったか，声の大きさは丁度よかったかなど，自分の行動を振り返ってみることが大切です。

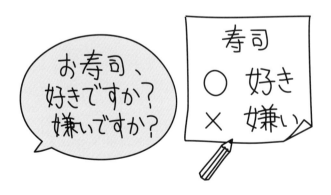

そのうえで，返事は「はい」でしたが，「嫌いですか？」と答えが「いいえ」になるような質問もして反応をみます。反応がどうもはっきりしないときは，紙に「好き，嫌い」または「○，×」を書いて，それぞれを指さしながら「好き？嫌い？」と繰り返し聞いて，指さしてもらいましょう。

同じような質問の仕方には，たとえば「暑いですか？」と聞いて「うん」とうなずかれても，もう一度「寒いですか？」と聞いてみるとか，「薬は飲みましたか？」に「はい」と返事があっても，「まだ飲んでなかった？」と聞くなどの例があります。

<練習のまとめ>

失語症の人と話すときは，
①　正しく理解されていないかもしれないことや，正しく話せていないかもしれないことを念頭においておく。
②　くどくどと込み入った質問はしない。

2　身ぶりを使う

失語症の人と話をするときには身ぶりを使うと，言葉だけで話すよりずっとよく理解されます（本章第5節1）。失語症の人の理解を助ける方法は，文字や絵，写真などいろいろありますが，それらのものが手近にない場合でも身ぶりはどんなときでも使えます。

先ほどの練習6－1の場合，お寿司が嫌いなのに「好き」と答えてしまったのですが，もしかしたら，「オスシ」がわからなかったかもしれません。「お寿司」がわかるように，握ったり食べる動作をしながら，もう一度「お寿司。お寿司は好きですか」と繰り返してみるとよかったでしょう。

失語症の人は身ぶりが上手な人ばかりではありませんが，数を指で示すことはできます。例えば，誕生日を「3月」と言ったり「4月」と言ったりしてはっきりしないときは，指を立ててもらうと簡単にわかります。

問　題

失語症の人（60代・男性）が病前得意だった趣味の話をしています。

「ほら，あれ，小さいボールをポーンと，ほら，グーンと，あっちやこっちや，コロコロ，ね，ほら，外で，いい気持ちでさぁ，ほら」

　何が得意だったのか確認しましょう。あなたならどの方法を使いますか。

(イ)　「きっとテニスでしょう。それとも卓球，ゴルフかしら」と聞く。

(ロ)　「どのくらいのボールですか」と尋ねる。

(ハ)　身ぶりでやってみせてくださいとお願いする。

(ニ)　「このくらいのボール？」と手で大きさを示して聞く。

<hr>

解　説

　一番確実なのは(ニ)のように手で大きさを示して「このくらいのボール？」と聞くことです。それから，ゴルフやテニスの動作をしながら，「ゴルフですか」「テニスですか」と確かめましょう。(イ)のようにテニスや卓球と決めつけてしまってはいけません。立て続けに聞くのではなく，一つずつゆっくり聞いていくことも大切です（本章第3節）。(ロ)は，失語症の人が答えにくい英語の5W1H型の質問ですね（本章第4節1）。(ハ)は身ぶりができそうな人には使えますが，誰でもうまく身ぶりができるとはかぎりません。

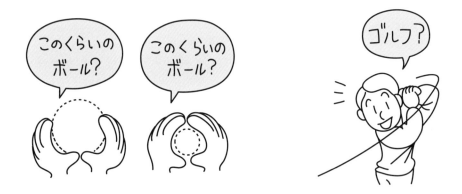

<hr>

練習　6－2

　失語症の人が次のように話しています。兄弟の話です。何人兄弟なのかを確認するには，どのように言えばよいでしょうか。身ぶりをつけて言ってみましょう。

　「姉さんが2人だろ。弟と妹と，僕がここで，全部で8人だな」

やや難しい練習です。しかし，このような複雑な話こそ，きちんと確認することが必要です。

まず兄弟の人数を知りたいですね。姉2人と弟，妹，本人では5人なので，他に3人いるのか，それとも8人ではなく5人兄弟なのか，聞いてみます。質問の仕方は，第4節で学んだ「はい，いいえで答えられる質問」を思い出してください。指を8本立てて「8人兄弟？」と聞きます。「はい」なら，さらに兄，姉，弟，妹の人数を聞いていきます。手を上のほうに上げて「お姉さん」，指を2本立てて「2人」，また上に上げて「お兄さん」など，話の流れに沿って動きを変えます。もし8人兄弟でなければ，指の数を変えて，「5人？」「6人？」などと聞いていきます。

筆記用具がすぐそばにあれば，身ぶりに加えてたとえば次のように紙に書いて確認すると，よりはっきりするでしょう（第5章第1節7）。

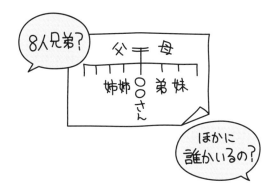

───────〈練習のまとめ〉───────

失語症の人と話すときは，

①　指で数を示したり，手で大きさを示す。

②　実際の動作をやってみる。

③　身ぶりに加えて紙に書いてみる。

3 文字や絵を使う

　耳からだけではなく，文字や絵で目からも確認できると意思の疎通がぐっと確実になります。練習6-1でも，「寿司　○」などと書いて示したら，言い間違いに早く気づけたかもしれません。

　失語症の人の話を整理して紙に書き，こちらの言うことも要点を書いて見せながら話すと，お互いに安心して話すことができます。「こんな簡単なこと」と思われるかもしれない人名や地名，時間などはとくに誤りやすいので，必ず書きましょう。失語症の人にも，書ける人には，文字の一部や絵を書いてもらうと言いたいことがよりはっきりします。復習のつもりで，次の問題をやってみましょう。

問　題

　駅で失語症のMさんと9時半に待ち合わせをしました。昨日「駅の北口でいいですか。北口ですよ。わかりますか。北口ですよ」と念を押して聞いたら，「北口。北口ね。わかるよ。大丈夫。北口，北口」と何回も言っていたので，安心していたのですが，時間を過ぎても来ません。しばらくして南口に回ってみたら，待ちくたびれたMさんがいました。Mさんは，場所がわかっていなかったのでしょうか。昨日，どのように話せばよかったでしょうか。

(イ)　「北口。本屋さんがあるほうの出口。賑やかなほう」と要点をしぼって説明する。

(ロ)　「駅：北口　9時半」と書いたメモを渡す。

(ハ)　地図上の駅の北口のところに「9時半」と書いて，メモを渡す。

解　説

　正解は(イ)，(ロ)，(ハ)のすべてです。

　失語症の人は，口で言っていることと，頭で考えていることが一致していないことがあります。第1章で説明しましたが，相手の言ったことをオウム返しに正しく言っていても，わかっているとは限りません。このような症状は，私たちが普段経験しないことなので，理解が難しいと思います。「さっき，そう言ったじゃないの。すぐ忘れちゃって，困るんだから」「わかっていると思ったら，北と南の区別もついてない」と誤解が生じやすいところです。

　正しい言葉を繰り返しているからといって，理解できていると安心せず，

やはり確認することが必要です。この場合，Mさ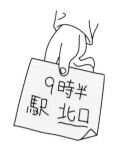
んは，北と南の区別がつかなかったわけではな
く，「キタグチ」と言いながら，実は頭では「南
口」と考えていたと思われます。約束をすると
き，ただ北と南の区別だけでなく，「北口。本屋
さんがあるほうの出口。賑やかなほう」ともう少
し具体的に説明して，さらに右のメモのように書
いて渡しておけば，このような間違いは防げたでしょう（本章第5節3）。

　同じような失敗に，時間の間違いがあります。9時半に待ち合わせていた
のに，相手は8時半に来ていたとか，10時半に遅れて来たということがあり
ます。このような失敗を防ぐうえでも，メモが威力を発揮します。数はとく
に間違えやすいので，日付や時間，お金などは，必ず書くようにしてくださ
い。固有名詞も，書いたほうが確実です。

　場合によっては簡単な地図が役に立ちます（本章第5節4）。

　他にも，たとえば欠席の連絡や，行事の予定などもメモ書きにして確認し
ましょう。当然ですが，メモを書いても，それをただ見せるだけではなく，
必ず内容をもう一度声に出して説明する必要があります。

　では次のような場合はどうでしょう。練習をやってみてください。

練習　6-3

　失語症のSさんに体調を聞いたら，「あんまり。それが…」と言ったきり
考え込んでしまいました。「風邪気味ですか？」と聞いても，「痙攣があった
んですか？」と聞いても首を横に振ります。何があったか，どのようにして
確かめればよいでしょうか。

解説　6-3

　これまで学んだことを振り返ると，文字に書いて指さしてもらう方法や，
身ぶりで頭痛や咳を示す方法などが考えられます。もう少し「はい，いいえ」
の質問を続けることも考えられます。それでも手がかりがつかめないとき
は，「何でもいいから字を書いてみて」「絵で描いてみて」と言ってみてくだ
さい（本章第5節4）。文字の一部でもわかると，そこから何が言いたかっ
たのか理解するヒントになります。Sさんの場合，「転」と書けたので，「転
んだんですか」と聞くと，大きくうなずかれました。

＜練習のまとめ＞

失語症の人と話すときは，

① 大切なことは必ずメモにする。

② 会話の内容をこまめに書いて確認する。

③ 数は必ず書く。

④ 失語症の人が言いたいことをうまく言えないときは，文字や絵を
書くように勧める。

⑤ 文字には言葉を添える。

4 長い記事は要点を解説する

　第5節や前項では，話し言葉の理解を助ける文字の使い方を説明しました。文字は音と違ってすぐに消えてしまわないので，要点を書き出すことは理解を助ける役に立ちます。けれども，失語症の人にとっては，役所から来る書類や，広報や新聞は，わかりにくいものの代表のようです。長い文で書かれた情報は，失語症の人が理解できるように説明する必要があります。

問　題

　日帰りバス旅行のお知らせです。失語症の人にはどのように説明するとよいでしょうか。

> 日帰りバス旅行のお知らせ。11月5日水曜日、午前8時に公民館前に集合、東京湾アクアラインを経由して、千葉のマザー牧場に行きます。途中パーキングエリアの「うみほたる」で長めの休憩をとります。昼食はマザー牧場でジンギスカン（1000円）の予約ができますが、お弁当を持っていくこともできます。帰りは高速道路を通って、午後6時ごろ公民館に着く予定です。申し込みは、10月15日までに市役所福祉課に、人数分の参加費（1人5000円）、昼食代を添えて。

　新聞の記事はもちろん，広報の記事の多くも，問題のように切れ目なく書かれていて，失語症の人には読みにくいものです。これでは，読む気が起こりません。役所から届く介護保険や年金，障害者向けサービスについてのお知らせは，生活していくのに必要な情報にもかかわらず，「わからない」からと，すべて家族まかせ，ひとまかせという生活を送ってしまいがちです。

　しかし，失語症になる前は社会の第一線で活躍していた人たちです。「何にも興味を示さない」「やる気がなくなった」「何もわかってない」と嘆く前に，失語症の人が新聞や広報の記事を理解して自分で判断できるよう，要点を指し示しながら，口でも説明を加えて理解を助けてください。箇条書きにしたり，図に書き直したりすると，わかりやすいでしょう。そのうえで，失語症の人の考えを聞いて，社会参加ができるように援助しましょう。

　問題の場合は，まず日時，経路，申し込みなどの要点を箇条書きにします。余計なことが書かれていないので，失語症の人にもわかりやすくなります。そのうえで「バス旅行は／11月5日／マザー牧場」と，口でもゆっくり説明しましょう。

日帰りバス旅行のお知らせ

日時：11月5日(水)午前8時出発～午後6時帰着予定

経路：公民館 － 東京湾アクアライン(PA「うみほたる」で休憩)
　　　　　－ マザー牧場 － 高速道路 － 公民館

昼食：ジンギスカン(要予約) または お弁当持参

参加費：1人5000円(ジンギスカン予約の場合は1000円追加)

申し込み：10月15日までに市役所福祉課へ。
　　　　　参加費と昼食代を添えて。

次の記事を失語症の人に理解できるように説明してください。

『首相は，昨日の報道番組の党首討論で，消費税税率について「任期中は上げる予定はない」との方針を改めて示し，年金についても，現在の額を引き下げない方策を模索中との見解を示した』

解説　6－4

「首相」「消費税」「引き上げない」「年金」「引き下げない」がポイントになります。これらの言葉を紙に書いて指し示したり，線で囲みながら，「首相が／消費税は／／上げないって／言ったそうですよ／それで／年金は／／下げないつもりだって」のように簡単に説明できればよいでしょう。メモに書く場合には上げは「↑」，下げは「↓」のように矢印を使うとよくわかります。

この後，「ありがたいけど／大丈夫かしら／どう思いますか」と意見を聞いてみると，消費税や年金について，政権について，話が弾むかもしれません。スポーツや旅行の話ばかりでなく，時事問題に関心のある人は少なくありません。

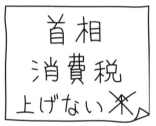

＜練習のまとめ＞

文章に書かれたものは，
① 要点をわかりやすく書き直す。
② 要点を指し示しながら口でも説明する。
③ 内容をかみくだいて説明する。

5 誤りは訂正しない

　失語症の人は「お茶が飲みたい」と言いたいところを「お水が飲みたい」のように，思っている言葉と違う言葉を言ってしまうことがしばしばあります。そのとき，本人は自分の言い誤りに気づかないこともあります。このような場合，聞き手は，言おうとしている言葉が話の流れやその場の状況からわかれば，訂正しないでそのまま会話を続けます。正しく言ったのか，それとも間違ったのかわからない場合には，「お水ですか」と確認が必要です。

問　題

　下線の部分は本当は何と言いたかったのでしょう。

(イ) 「ホウジとヘンタクは，エルバーさんがやってくれて…」

(ロ) （趣味は）「ミアモを弾くんです」

(ハ) （新聞を手にとって，眼鏡を指さし）「おーい，そこのシンブン取ってくれ」

(ニ) （宅配便を受け取って，印鑑を押す動作をしながら）「ヤマはどこだ？」

(ホ) 「今はね，病気してから，海は浅いとこでしか遊ばないけど，昔はね，若い頃は，もっとこうアサイほうにずうっと潜ってね，貝なんか捕ったんですよ」

(ヘ) （喫茶店で）「私，コーヒーじゃなくて，オミズにします」

解　説

　(イ)や(ロ)の場合，発音が明らかに違いますし，話し方がたどたどしいことが多いので，言い誤りだとすぐにわかります。発音は少し違いますが，言葉の長さや抑揚が変わることは少ないので，言いたい言葉は，比較的容易に想像がつきます。(イ)は「掃除と洗濯は，ヘルパーさんが……」と言いたかったと推測できます。また，(ロ)は「ピアノ」と言いたかったようです。

　誤解が生じやすいのが(ハ)から(ヘ)のようにほかの言葉に置き換わってしまう場合ですが，その場の状況から言いたい言葉がわかる場合もあります。(ハ)の場合，新聞が手もとにあって，眼鏡を指さしているのですから，欲しいのは「眼鏡」のようです。(ニ)はまったくありそうもない言葉に置き換わってしまっていますが，動作から「印鑑」を探していることがわかります。「眼鏡ですか」「印鑑ですか」とさりげなく正しい言葉を言いながら，実物を手渡

せばよいと思います。

　反対の意味の言葉に言い誤ることもあります。㈱は話の脈絡から，潜ったのは「浅い」ではなく「深い」海だったことがわかります。わかれば，わざわざ「潜ったのは浅いじゃなくて，ふ・か・い・海でしょう」と訂正する必要はありません。身ぶりも添えて「深い海に潜ったんですね」と確認する程度でよいのではないでしょうか。

　㈬は本当に「お水」だけでよいのか，違うものがほしいのかはっきりしません。本当は「ジュース」がほしかったのに「水」が来てしまったのでは，がっかりしてしまいます。この場合はメニューを見たり，実物を見て，確認する必要がありそうです。

練習　6-5

　失語症の人が「この時計，壊れちゃったから，新しいの，娘がプレゼント」と言って，うれしそうに新しい眼鏡をはずして見せてくれました。時計ではなく，眼鏡のことを言っているようです。このようなときはどのようにすればよいでしょうか。

解説　6-5

　たとえば，「あら，すてきな眼鏡ね」「この眼鏡，お嬢さんがくださったの？」のように，さりげなく正しい言葉を補って，言いたい言葉を確認するのがよいでしょう。第4節や第5節で学んだ方法を用いて確認する方法もありますが，確認にあまり手間どると会話が途切れてしまって，何を伝えたかったのか，わからなくなってしまうこともあります。会話も楽しくなくなってしまいます。

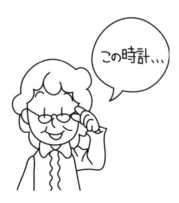

この時計…

まったく別の言葉に言い間違えていると，物の区別がつかなくなったのではないかと心配になり，「時計は，時間を見るもので，これ（腕時計を見せる）。これはよく見るための眼鏡」などと説明したくなります。けれども，失語症になっても，昔の記憶や物の使い方がわからなくなってしまうわけではないので，このような説明をする必要はまったくありません。わかっているのに，言えないのが失語症なのです。

　また，相手が病気でこのような間違いをするので，直してあげたいと思うのも自然な気持ちです。けれども一つひとつの誤りを訂正ばかりされていては，失語症の人は面白くありません。そのようなことが続いては，話す意欲を失ってしまいます。言葉そのものより，その奥にある伝えたいことに耳を傾けてください。毎日の生活で失語症の人が必要としているのは，まず心が通じ合い，会話を楽しむことではないでしょうか。言葉の練習は言語聴覚士のような専門職に任せましょう。

　さらに長い話のなかで，このような誤りがでてくる場合も少なくはありません。次はやや難しい練習ですが，答えを選びながら考えてみてください。

練習　6－6

　Nさんが病気の話をしています。「ええと19年の8月2日にこうなって，入院して，10月に別のところに行って，ビハビリ，ええと，リ，ハ，ビ，リ，やって，帰ってきたのは，ええと，18年の1月です」と自信をもって説明されるのですが，日付が前後しています。どのように確かめればよいでしょう。

（イ）　「あれ，Nさんが病気になったのが19年の8月で，退院したのが18年だったら，おかしくないですか」と確かめる。

（ロ）　「入院したのが19年の8月で，退院したのは…」と紙に入院，転院，退院の日付を並べて書いて，会話の流れを妨げないように，日付を書いてもらう。

（ハ）　確かめずに，「そうですか」と言って先に進む。

解説　6－6

　どうやらNさんは数を言うのが苦手のようですから，このような場合は紙に書くのが一番です。（イ）のように話し言葉だけで何度確かめても，Nさんは混乱するばかりでしょう。

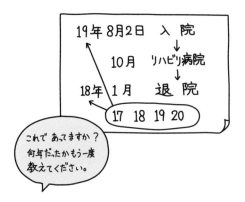

(ロ)のように紙に書くと，数字の誤りを直せるかもしれません。

　話の流れによっては，(ハ)のように，こだわらないで先に進むこともあるかもしれません。Nさんが話したいのは，入退院の日付ではなくて，その後困っている言葉のことかもしれません。でも，Nさんの話を理解するうえで，入退院の日付が大切なポイントになっていたり，また，誤りと気づかないで，話しているうちに何だか変だと気がついたりしたら，そのときは，会話は中断しますが，(ロ)のような方法を試してください。

―――――＜練習のまとめ＞―――――

失語症の人が言い間違えたときは，
① 訂正しない。
② 言いたい言葉がわかるときは，正しい言葉を補って，さりげなく確認する。
③ 言いたい言葉がわからないときは，話し言葉以外の方法を使って確認する。

第7節 さあ，話しましょう

　本章では，これまで失語症の人と話すいろいろな工夫を学びました。実際の会話では，これらの方法を，相手の症状や，そのときの状況に合わせて，組み合わせて使うことになります。あまりたくさんあって覚えきれないと思った人もいるかもしれません。けれども，まず大切なことは第1節にも述べたとおり「相手の思いを知りたいという心」と「会話を楽しむ」ということです。そして，会話技術については，それぞれの節の見出しにある「基本姿勢」「会話の基本」「話し言葉の工夫」「手段や道具の活用」「確認の仕方」の五つを原則として覚えてください。会話に慣れるに従って，細かい配慮ができるようになることでしょう。

　本節では，今まで学んだすべてのコミュニケーション手段を駆使して援助できるように，いくつかの応用練習を載せました。

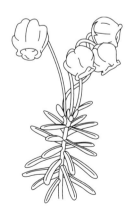

1 コミュニケーション手段を組み合わせる

　これまで学んだコミュニケーション手段を組み合わせて使うというのは，実際どのようにするのでしょう。まずは，次のやりとりを見てください。

問　題

　会話1を声を出して読んでみましょう。ボランティアの中村ヒヨ子さんが初対面の木村Ａ次郎さんと会話をしました。しかし，ヒヨ子さんは，あまり上手にできなかったようです。どこがよくなかったのでしょう。自分だったらどうするか，考えてみてください。

会　話　1

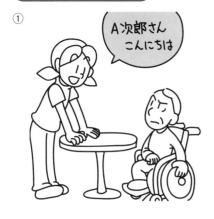

①

A次郎さん
こんにちは

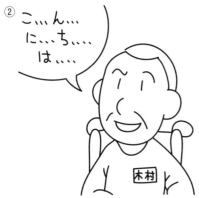

② こ…ん…
に…ち…
は…

解　説

　「基本姿勢」はどうでしょうか。ヒヨ子さんは立ったまま話しかけています。これでは見下ろされているようで，失語症の人はよい気持ちがしませんし，ヒヨ子さんも木村さんの表情や様子がよくつかめませんね（本章第2節3，4）。

　また「Ａ次郎さん」という呼びかけはどうでしょう。初対面の目上の人には姓で呼びかけるのが一般的ではないでしょうか。親しみを込めたつもりでも，いきなり名前で呼ぶのは失礼です（本章第2節1）。

③
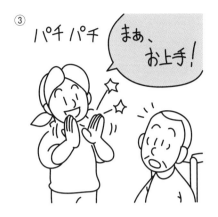

これはどうでしょうか。失語症の人が努力して話そうとしているのを励まそうとしたのでしょうが，あいさつができたことをほめられたのでは，子ども扱いされたようで気分がよくないに違いありません（本章第2節1）。

④
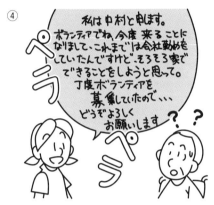

慣れないうちはありがちなことですが，話が長すぎて早口です（本章第3節1）。木村さんが理解できているかどうかはおかまいなしです。理解を確認することが大切です（本章第6節）。

⑤
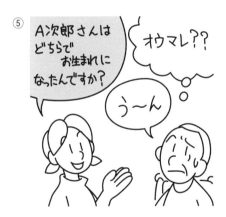

ヒヨ子さんが自己紹介をしていたかと思うといきなり出身地の話題になったので，木村さんは「オウマレ」の意味がとっさに理解できません。話題が変わることを何らかの方法で伝えてから話を進めましょう（本章第3節5）。

⑥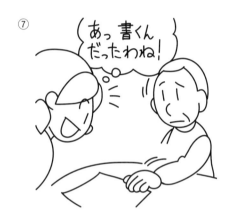

ここも話が長すぎます。「お生まれ」を「出身地」「ふるさと」と言い換えることを思いつきましたが，次々と早口で言ったので，相手に十分伝わっていません（本章第3節1，第4節3）。

一方的に話しているのも気になります。木村さんはまだよく理解できていません。理解を確認することが必要でしょう（本章第6節）。

⑦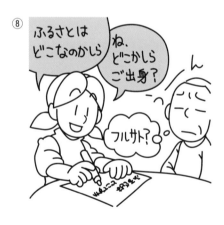

ヒヨ子さんは，文字を書くことに気がつかないで，木村さんから催促されてしまいました。

⑧

しかし，紙に書いているのに文字が役目を果たしていません。木村さんも，せっかく紙を渡したのに，これではがっかりです。なぜ役に立たないのでしょう。理由は，①文で書いてある，②仮名で書いてある，③字が小さい，④文字が木村さんの方に向いていないので読みづらい，という4点です。「要点を」「漢字で」「大きく」書く，書いたものは「相手に見えるように」示すのが原則です（本章第5節3）。

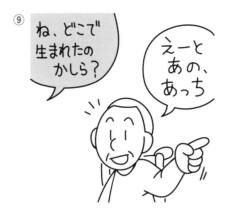

　ヒヨ子さんは，地名を聞き出すのに「どこ」を繰り返しています。これは失語症の人には答えにくい質問です（本章第4節1，2）。

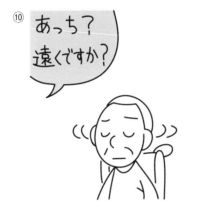

　失語症の人の身ぶりは，木村さんもそうですが，必ずしも上手ではありません。それに振り回されないように気をつけなければなりません。

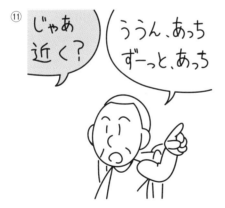

　近くや遠くのように，答える人の主観によって答えがちがう質問は不適切です（115頁）。

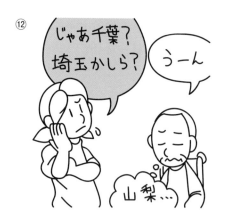

⑫

ここでは，「はい，いいえ」で答えられる質問をしていますが，答えの範囲を十分に絞り込む前に具体的な地名をあげてしまいました。しかも二つ一度に聞いていて，答えようがありません（本章第4節2）。

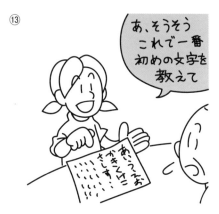

⑬

失語症の人には，50音表は役に立ちません（147頁）。

地名を知りたいときは，地図を使うべきでした（本章第5節4）。

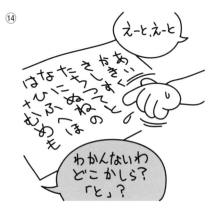

⑭

「基本姿勢」を思い出してください。「わかんないわ」は，もちろん大人の会話で口にすべきことではありません。このように常識的にわかっていることでも，相手が障害者や高齢者だと，つい忘れてしまうことがあるので注意してください（本章第2節）。

⑮

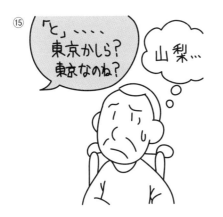

　木村さんが「えーと，えーと」と考えているのに待てないで，勝手に答えを決めつけてしまいました（本章第3節4）。

⑯

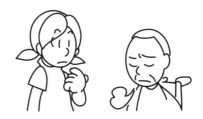

　二人の間は，何だか気まずくなってきました。

⑰

　困ったヒヨ子さんが急に話題を変えてしまいました。しかし，木村さんは，まだ出身地の話をしていると思っています。話題が変わったときは，相手が理解しているのを必ず確認しましょう（本章第3節5，第6節）。

⑱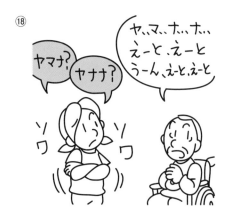

木村さんが「えーと，えーと」と考えているのに，ここでも待てませんでした（本章第3節4）。

⑲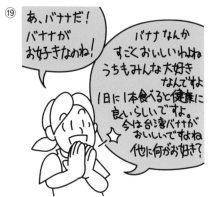

木村さんは，本当は出身地の「山梨」と言おうとしていたようなのに，ヒヨ子さんは「バナナ」と勝手に決めつけてしまいました。そして，早口で延々と一方的に話しています。

⑳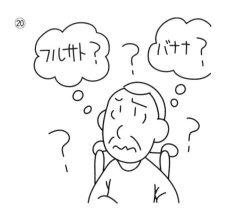

木村さんは何が何だかわからなくなってしまいました。

　このように，相手の言っていることもわからない，自分の言っていることもわかってもらえない，ボールがお互いの横をすり抜けていくようなキャッチボールでは，楽しい会話にはなりません。

では，次にベテランボランティアの小川マル子さんと木村さんのやりとりを紹介します。二人は上手に会話を楽しめたようです。ヒヨ子さんとどこが違うか比べながら読んでみましょう。

会　話　2

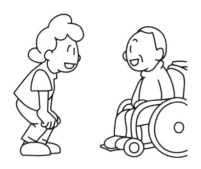

① 　小川マル子：「木村さん，こんにちは」（同じ目の高さになるようにかがんで）

　木村Ａ次郎：「こ…ん…に…ち…は」（ニコニコしている）

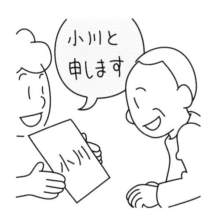

② 　マル子：「私は／小川／と申します。／ボランティアです」（ゆっくり，はっきり話しながら，紙に大きく「小川」と書いて相手に見せる）

　木　村：「あぁ，そう」（字を見て，うなずく。ニコニコ）

③ 　マル子：少し木村さんのことを教えてください（紙を出す）。

　木　村：（うなずく）

④ 　マル子：「木村さんは／どちらで／お生まれになったんですか」

　木　村：（『オウマレ？』と考える）「うーん」

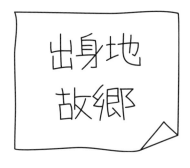

⑤ マル子：「出身地／ふるさと
／って言うか…」(紙に
大きく「出身地」「故郷」
と書いて見せる)

木　村：（わかる）「あ，えー
と，えーと。ヤ…，ヤ
…，ヤ…マ…マ…。
うーんと，ヤ…マ…マ
…，じゃない，えーと，
えーと…」

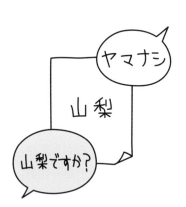

⑥ マル子：（ニコニコして，木村
さんの顔を見ながら
待っている）

木　村：「えーと…ヤ…マ…ナ
…，ヤ…マ…ナ…シ
…。うん，ヤ…マ…ナ
…シ」

⑦ マル子：「ああ，山梨？　山梨
ですか」(紙に「山梨」
と書いて見せる)

木　村：「うん，そう」

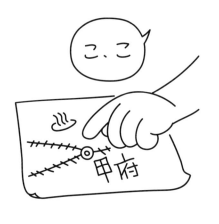

⑧ マル子：「山梨の／どこです
か」(地図を描いて示
す)

木　村：「こ，こ」(甲府を指
さす)

⑨ マル子：「甲府ですか」

木　村：「そうそう」(ニコニ
コしている)

⑩　マル子：「甲府は／／ぶどうや／／桃も／美味しいでしょう」（紙に「ぶどう」「桃」と書いて見せる）

　　木　村：「そう，そう」（と言って「桃」を指すが，平仮名の「ぶどう」を見ながら，けげんな顔をする）

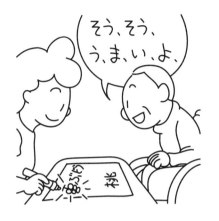

⑪　マル子：「あ，これ」（紙にぶどうの絵を描いて見せる）

　　木　村：「そう，そう，う，ま，い，よ」（ぶどうの絵を指さす）

練習　7－1

　二人一組になって，会話2を実際に演じてみましょう。
　失語症の木村さん役になった人は，「えーと，えーと」と時間をかけて考えるふりをしてください。右手は使えません。
　マル子さん役は，テキストを参考に，話す速さや間のとり方に気をつけて話してください。

解説　7－1

　実際の会話の感覚が少しつかめましたか。マル子さんになったとき，顔を見て話せましたか。声の大きさや話す速さは大丈夫でしたか。文字の大きさや向きにも注意できましたか。木村さんが言葉につまったときは，余裕をもって待てましたか（本章第3節4）。心のなかでゆっくり15数えて待てましたか。木村さんの役になったときは，どのように話してもらうとよかったですか。二人で話し合ってください。

2 1対1の会話

　家族や友人とお茶を飲みながらのおしゃべり，買い物や通院を手伝いながらのおしゃべり，友の会やデイサービスでのおしゃべりなど，私たちは毎日いろいろな場所で，いろいろな相手とおしゃべりを楽しみます。失語症の人との会話は，「さあ，ご飯にしましょう」「散歩に行きましょう」「お薬飲んでください」「テレビつけるの？」と，一方通行になりやすいものです。しかし，先の会話2の木村さんとマル子さんのように，本章で学んだ工夫をうまく使うことで，失語症の人も会話を楽しむことができます。

練習　7－2

　失語症の人が最近どこかに出かけたようです。
- (イ)　いつ
- (ロ)　どこへ
- (ハ)　誰と
- (ニ)　何の目的で
- (ホ)　どうやって（交通手段）行ったか

をこれまで学んだことを思い出して聞き出してください。

練習の手順　7－2

　練習相手がいる人は，失語症ではない人と練習をしてから，失語症の人と話をしましょう。

＜練習相手がいる場合＞

(1)　練習相手に失語症役になってもらって練習しましょう。

　まず，相手の人に(イ)～(ホ)の内容を考えて，それをカードに書いてもらいましょう。たとえば次のような内容です。実際に過去に経験したことを思い出して書いてもらうと，現実味をおびてきます。

(例)＊(イ)6/17(土)〜6/19(月)／(ロ)熱海／(ハ)（自分の）姉夫婦と妻の4人／(ニ)温泉／(ホ)大型バス（ツアー）で行った。

　　＊(イ)11/12(火)〜11/14(木)／(ロ)軽井沢／(ハ)夫と大学生の孫の3人／(ニ)観光／(ホ)夫の運転で行った。

(2)　相手の人にはこのカードを裏返しにもっていてもらい，あなたはこれまで練習したことを思い出しながらカードに書かれた内容を聞き出してください。

　このとき，失語症役の人のルールも決めておきましょう。たとえば，話すことも字を書くこともできない，絵を描くこともジェスチャーもほとんどできないが指さしはできるとか，漢字で書かれた単語はわかるが，長い文で書かれているものや早口の質問はわからず，「はい，いいえ」は，はっきり答えられるなどです。

　旅行の内容を聞き出せたら役割を交替して同じようにやってみましょう。

＜相手が失語症の人の場合＞

　失語症の人に(イ)〜(ホ)の内容が書かれたカードを見せます。カードはあらかじめ何枚か用意しておき，その中から失語症の人に選んでもらいます。失語症の人にはこのカードを裏返しにもっていてもらい，あなたは，これまで練習した手段を使って書かれた内容を聞き出してください。

　ただし，失語症の人がカードの文字を理解できない場合は，一緒にこの練習をするのは難しいかもしれません。

解説　7－2

　(イ)のいつや(ロ)のどこへを聞き出すには，カレンダーや地図が便利です（本章第5節4，5）。手もとになければ，簡単に書いてみましょう。日にちは必ず書いて確認してください（136頁）。いつ，どこへ，までわかったら(ハ)〜(ホ)については，「はい，いいえ」の質問で答えを絞っていくか，書いて選んでもらうなど，いろいろな方法が考えられます。たとえば「熱海」に行ったのなら「観光」だろうか「温泉」だろうか「海水浴」だろうか，行った時期が春先なら「梅」を見に行ったのか「潮干狩り」か，行ったところが遠方なら「飛行機」で行ったのか「新幹線」かなど，勘を働かせながら広い範囲から狭い範囲へ絞る質問をしましょう。

　ツアーで行ったかどうかや孫と一緒に行ったことなどは聞き出すのが難しいかもしれませんが，こういうことこそ，旅行が楽しかったのか，大変だったのかの鍵を握る，本当に話したいことである場合もあります。工夫してチャレンジしてみてください。

　デイサービスでは，血圧が 160 以上のときは入浴できないことになっています。入浴を楽しみにデイサービスに通って来る失語症の人に，血圧が 174 もあるので，お風呂には入れないと説明しましたが，怪訝そうな顔で，風呂場のほうへ行こうとします。制止すると怒り出してしまいました。この人にわかってもらえる説明の仕方を考えてください。

解説　7－3

　この場合，血圧と入浴の関係が十分理解されていなかったために，行き違いが起こってしまったようです。血圧の高さは口で言うだけではわかりにくいので，書いて説明することが必要でしょう。第5節3で学んだ「文字を書いて示す」方法を思い出してください。

　まず，話の要点は何でしょうか。最低限「血圧」「入浴（または風呂）」の文字と「160」「174」の数字が必要です。あとは「可，不可」の文字，矢印や「○，×」の記号などを工夫して使えば説明できるでしょう。たとえば，右の図のように書きながら説明しましょう。このとき，口でも説明しますし，血圧が「高い」「低い」，「できる」「できない」などを身ぶりでも示すと，よりわかりやすくなります。

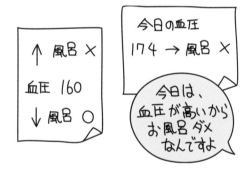

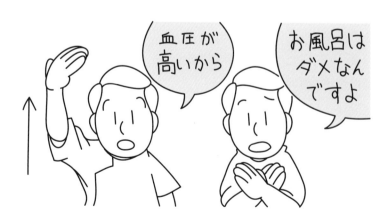

3 集団の中での会話

　デイサービスや友の会の集まりなどで，一度に大勢の人に説明するとき，失語症の人だけが説明を理解できなくて，ぼんやりしているということがよくあります。また，よくわからない活動に無理やり参加させられて（説明が理解できないと，そう感じる場合があります），怒り出してしまうということもあります。これから何をするのか，どういうことなのかをわかるように説明してくれる人がいると，失語症の人も安心して楽しく活動の輪に加われるだろうと思います。

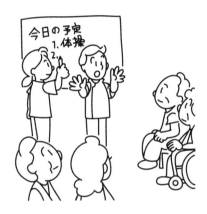

　大勢の人を前にすると，どうしても早口で手際よく説明してしまいがちです。たとえば，黒板やホワイトボードに次のように書く係の人がいつもいて，説明の速さもいくぶんゆっくりであると，失語症の人ばかりでなく，聞こえの悪い人や，注意がそれて聞き漏らしてしまう人にも役立つと思われます。

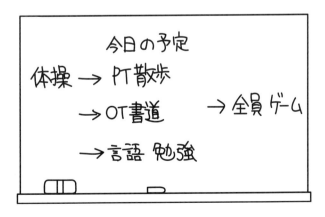

デイサービスで，全員が一言スピーチをすることになりました。今日のテーマは「最近出かけたところ」です。一人ではうまく話せない人は，どのように手伝ってあげればよいでしょう。

　練習7－2の解説を思い出してください。同じようなやり方でインタビューをしてみましょう。その答えがスピーチの代わりになります。

　話すのがとても難しい人なら，「いつ，誰と，どこへ行って，何をしたか」を声をそろえて言ってあげると，一緒に言えることがあります。このとき，同時に黒板に書いて説明すると，他の人にもよくわかりますね。

　失語症の人は，大勢の前で話すのがとても苦手です。口の前で手を振って「言えない」と意思表示されると，つい抜かしてしまったり，職員が横から代わりに話してしまったりします。でも，本人はこれが面白くないと感じている証拠に，何か話さなくてはいけない日には，デイサービスに行くのを嫌がる，リハビリテーションを休むという人もいます。少しの支援で人前でも話せる経験を積むと，自信につながりますから，うまくお手伝いしたいものです。

　失語症の人に言葉のボールがきちんと届くように，失語症の人からの言葉のボールも相手に届くように，時と場合に応じてコミュニケーションのとり方を臨機応変に工夫しましょう。

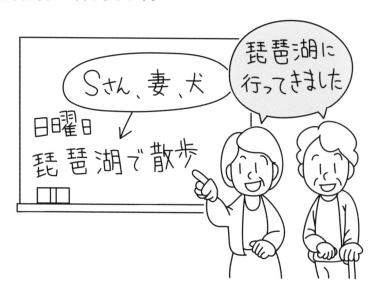

4 オンラインでの会話

　インターネットを利用してオンライン（＝インターネットにつながっている状態）のビデオ通話機能を用いると，1対1のみならず，同時に複数の人と顔を見て会話をすることができます。そしてオンラインでのビデオ通話は，互いに相手の顔を見て，必要なときには文字や絵，カレンダー，実物を見せるなどさまざまな方法が使用できるので，失語症の人にとって社会参加につながる一つの重要な交流の場となりました。

■「失語症友の会」「失語症カフェ」オンライン集会の良さ

　オンラインでのビデオ通話には対面での会話の良さに加え，オンラインでのビデオ通話ならではの良さもあります。

①自宅から参加できる

　体力がなくて外出が難しい，同行者がいないと一人では外出できないなど，さまざまな事情により一人で外出することが難しい失語症の人が参加することができます。

②遠くに住んでいる人と話すことができる

　手紙を書いたり，電話で話すことが難しいという失語症の人は多く，そのために遠くに住んでいる友人や親戚と疎遠になってしまったという話をよく聞きます。ですが，オンラインでのビデオ通話を利用することで，改めて交流の機会を得ることができます。また，全国各地に住む人を対象としたオンラインでの集会に参加することで，新たな出会いの機会を得ることができます。

③話をしている人の声がよく聞こえ，表情がよく見える

　複数で集まると，どうしても席の近い人，遠い人がいます。席の遠い人の声が届きにくかったり，表情が少し見えにくいことがあるかもしれません。オンラインでのビデオ通話では一人ひとりがカメラに向かって話すので，表情がよく見えます。カメラ越しの会話では視線が合わないという欠点はありますが，声がよく聞こえ，表情がよく見えることで安心して会話を進めやすくなります。

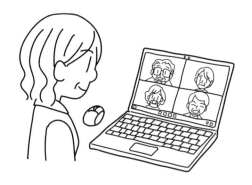

④話をしている人に対して集中しやすい

　複数で集まって会話をしていると，タイミングが重なって同時に二人以上の人が話し出すことがあります。また，話が盛り上がってくると，あちこちから人が話し出したり，会話のテンポが速くなってくることがあります。聞くことが難しい失語症の人にとって，今，誰が話しているのかが分かりにくくなるのです。

　オンラインでのビデオ通話では，一度に複数の人が話すことはありません。必ず一人の人に焦点が当たり，その人だけが話します。必ず一度に一人しか話せないので，自ずと会話の進む速さも一定のゆっくりとしたテンポとなります。ですので，聞くことが難しい失語症の人にとって，話をしている人が誰なのかが分かりやすく，その人の言葉に集中しやすくなります。

■オンライン集会に参加する時の配慮点

　複数の人が参加しているなかで気持ちよく話をし，話を聞くために，次のことに配慮しましょう。

≪話を聞く時≫

①聞いている時は声を出さない

　「うん，うん」というあいづちの声や感嘆の声をマイクが拾ってしまい，話している人の話を途切れさせてしまうかもしれないので，声は出しません。その代わりうなずき等，頭の動きや表情で伝えましょう。

　なお，オンラインのビデオ通話機能には，自分の声が相手に伝わらないようにする「ミュート（＝音を消す）」という機能があります。相手が話している間は，自分のマイクを「ミュート」にするのもよいでしょう。

②手振りで応じる

　「私の声が聞こえますか？」など不特定多数への質問に対しては，なるべく声を出さず，「はい」や「いいえ」を手振りで応じましょう。

③表情は意識して大きく表現する

　複数の人と話をしているとはいえ，実際には自分の家でパソコンやタブレットの前に一人で座っていると，つい無表情になってしまいがちです。失語症の人が一生懸命話をしているのに相手が無表情だと，伝わっているのかどうか不安になります。失語症の人の話を聞いているときは自分の表情をいつも以上に意識しましょう。

≪自分が話す時≫
①相手が話し終わるのを待つ

　普段の会話では相手が最後まで言い終わる前に自分が話し出す，ということはよくありますが，ビデオ通話ではその時話している人の声を邪魔してしまうことになります。必ず，相手が最後まで言い終わるのを待ちましょう。

②合図を出してから話す

　いきなり話し始めると，他の人とタイミングが重なってしまったり，話し始めの言葉がうまく相手に伝わらないかもしれません。例えば，挙手をして合図を出したり，「よろしいですか」と声を出して，他の参加者の皆さんが自分に注目するのを待ってから話しましょう。

③絵や地図を示す時

　失語症の人が自分の手元にある地図を用いて指させる場合はよいのですが，こちらが呈示した地図を見てもらう場合は工夫が必要です。ビデオ通話では直接指をさして伝えることができないので，「はい」または「いいえ」で答える質問をして，失語症の人の伝えたい場所を確認します。
　例：どこの県にでかけたのかを確認する場合

	[聞き手]		[失語症の人]
・地図の西日本を指さしながら「西日本ですか？」	⇒	「いいえ」
・東日本を指さしながら「東日本ですか？」	⇒	「はい」
・北海道を指さしながら「北海道ですか？」	⇒	「いいえ」
・東北地方を指さしながら「東北地方ですか？」	⇒	「はい」

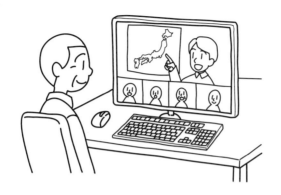

・一つひとつ県を指さしながら「○○県ですか？」

⇒該当する県で「はい」

④カレンダーを示す時

　カレンダーは，失語症の人の手元にあるときはそれを指さしてもらうようにしましょう。こちらから尋ねるときは失語症の人が直接指させないので，「はい」や「いいえ」で答えられる質問を繰り返して確認します。

　例：いつ，でかけたのかを確認する場合

［聞き手］	［失語症の人］

・文字で「春・夏・秋・冬」と書き，一つずつ指さし「季節は春ですか？」　　　　　　　　　　⇒　「はい」

・3月のカレンダーを見せながら「3月ですか？」　⇒　「いいえ」

・4月のカレンダーを見せながら「4月ですか？」　⇒　「はい」

・4月の上旬を指さしながら「4月の上旬ですか？」⇒　「いいえ」

・4月の中旬を指さしながら「4月の中旬ですか？」⇒　「はい」

・4月中旬の日にちを1日ずつ指さしながら「○日ですか？」

⇒該当する日にちで「はい」

⑤スケールを示す時

　感情や痛みの度合いを知る場合は棒線に目盛りをつけたスケールで，その割合を指でさしてもらうことができます。ですが，ビデオ通話ではこちらの描いたスケールを失語症の人に指さしてもらうことができません。

　その場合，こちらが目盛りにゆっくりと指を沿わせ，失語症の人には該当するところで「はい」と答えてもらいましょう。そして「はい」と答えてもらった箇所に印をつけ，「○○なのですね」と確認をとります。

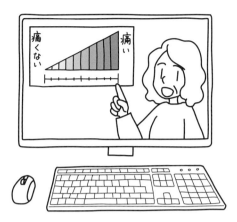

　なお，相手の話を聞く時も，自分が話す時も，それぞれ文字を書いている手元は見えません。文字を書き終えてから画面に示すことになるので，普段のやりとりよりも時間はかかりますし，急かさず意識して待つ配慮が必要です（本章第4節3，第5節5）。

■オンラインでのビデオ通話を行うために必要なもの

　インターネット回線を利用できるパソコン，タブレット，スマートフォンが必要です。いずれもマイクとカメラが内蔵されたものがほとんどですが，パソコンの中にはカメラが内蔵されてないものもあります。その場合は外付け（＝パソコン，タブレット，スマートフォン本体にケーブルで接続して使用する）のWEBカメラを利用しましょう。

　また，パソコン，タブレット，スマートフォンに内蔵されている音量調節機能を用いても相手の声がよく聞こえない場合は，外付けのイヤホン・ヘッドホンを使用すると相手の声が聞きやすくなります。自分の声が小さい場合は，外付けのPCマイクを使用すると相手に声を届けやすくなります。

　他に相手の声を聞くためのイヤホン・ヘッドホンと自分の声を届けるためのマイクが一つになった「ヘッドセット（マイク付きイヤホン・ヘッドホン）」もあります。

　オンラインでのビデオ通話はよく分からない，準備が大変，実際に操作するのは難しいと感じるかもしれません。でも，まずはやってみましょう。集まりの参加者など，教えてくれる人が必ずいます。まずは参加してみましょう。

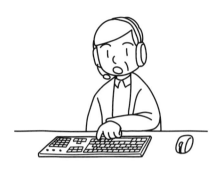

5 どうしてもわからない場合

　これまで紹介したコミュニケーション手段を工夫しても，失語症の人の思っていることがなかなかわからない場合があります。こちらの伝えたいことがうまく伝わらないこともあります。医療や介護の専門家でも，わからないことは少なくありません。

　言いたいことは山ほどあるのに，話す障害が重いため，言っていることが相手になかなか伝わらない人がいます。「あれですか」「これですか」と聞き手が何度尋ねても，答えが「いいえ」ばかりだと，お互いイライラしてしまいます。

　重度の失語症の場合，脳の傷がそれだけ大きいと考えられるので，言葉のほかにも，身ぶりを使ったり，状況を判断する力が落ちていて，コミュニケーションがとりにくいことがあります。聞き手は，「表情や状況から失語症の人の気持ちをつかむ」という鋭い勘を養うことがとくに必要となります。具体的に実物や写真などを示しながら話を進めていくことも大切です。

　残念ながら，私たちは，いつも相手のことが全部わかるわけではありません。いろいろな方法を試しながら考えて，それでもどうしても伝わらなかったときは，わかったふりをするよりも，ここはわかったけれど，この先がわからないと正直に伝えて，一緒に残念がりましょう。一緒に話したい，言っていることをわかりたいという気持ちは理解されるはずです。

　失語症の人にとって言葉を使うことは，想像以上に疲れるものです。話を聞き出すことに一生懸命で，疲れさせてしまっては，会話の楽しみもなくなってしまいます。少し時間をおいてみるといいこともあります。その時は，会話がそれきりにならないようにしてください。失語症の人は，また会

話ができる時間を楽しみに待っているはずです。

　また，言葉はうまく通じなくても，一緒に散歩をした，一緒に食事をした，一緒に音楽を聴いた，一緒に将棋をしたという楽しいひとときを過ごすことも，立派なコミュニケーションです。思いを聞き出すということとは少し違いますが，気持ちの通じあう関係をつくることは可能です。笑顔と会釈だけでも，その人にとって安心できる場を用意することは可能です。

　言葉の障害ゆえに人とのかかわりに心を閉ざしてしまう人がありますが，言葉にこだわらないで，このような交流を大切にしていくと，いずれ受け入れてもらえるのではないかと思います。

第4章　参考文献

Kagan, A., "Supported conversation for adults with aphasia : methods and resources for training conversation partners," *Aphasiology*, 12(9): 816-830, 1998.

ニック・エンフィールド著，夏目大訳『会話の科学 —あなたはなぜ「え？」と言ってしまうのか』文藝春秋，2023.

第5章
コミュニケーションの実践

　失語症の人とコミュニケーションをとりたい，と願っている人は大勢います。その中には，NPO法人和音が主催する「失語症会話パートナー養成講座（現在の失語症コミュニケーション支援講座）」を受講し，そこで第4章の練習問題などを使用して，失語症の知識と会話の方法を学び，失語症の人と上手にコミュニケーションをとれるようになった人がいます。

　本章では，本書の練習と同様のコミュニケーションの方法を，ボランティア活動，自分の職業，また失語症の家族との会話などさまざまな場面で，活かしている人たちの事例を紹介します。

　コミュニケーションの方法を学んでも，実際の会話の中では教科書どおりにうまくいくとは限りません。それぞれの人が基本をふまえたうえで，自分なりに工夫していること，感じたことなどを書いてもらいました。ご自身がコミュニケーションをとるときの参考にしてください。

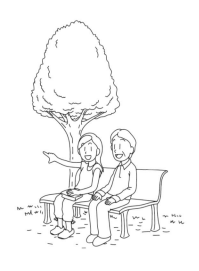

第1節 コミュニケーションの実際

前章までは，失語症の人とのコミュニケーション方法を学びました。ここでは，「失語症会話パートナー」と失語症の人との会話の実際を紹介します。

1 思い込みは理解を妨げる

失語症の人との会話グループで，ある新聞記事について話したときのことです。Aさんはその記事を知っているというように大きくうなずき，下のように書きました。私はこれを見て「朝日新聞と読売新聞が混ざってしまったのだな」と思い，「朝日新聞？　読売新聞？」と紙に書き，選んでもらおうとしました。Aさんは「朝日新聞」を指さします。「朝日新聞を取っているのですね」と，話を次に進めようとすると，また「朝売」に指をさしています。ちゃんと確認したのに，なぜ，まだ指しているのかと不思議に思い，そこで，もう一度初心にかえって「朝……，売る……？」と文字をそのまま追いながらたずねると，「うんうん」と大きくうなずきました。そこでやっとひらめきました。「朝，売っている……。つまり，朝刊のことですか？」「そうそう」とやっと話が落ち着きました。Aさんは，朝刊でその記事を読んだことを伝えたかったのです。

失語症の人と話す時は，特に心を柔軟にする必要があることを痛感したエピソードです。

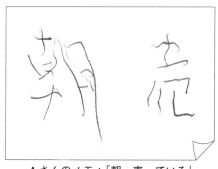

A さんのメモ：「朝，売っている」

2 想像力も大切

　先日，失語症のグループでバスハイクに行きました。Bさんは写真係を務めてくださり，麻痺のない左手でデジカメを上手に操作して，写真を撮影してくれました。後日，撮った写真をCD-RW に入れて，私に送ってくれました。右のメモはその CD-RW に添えられていたものです。

　はじめは書いてある意味がよくわかりませんでした。しかし，失語症の人は，文字の書き誤りがあること，特に仮名が難しいことを思い出し，しばら

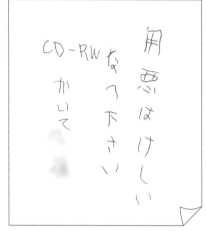

CD-RW に添えられていたBさんのメモ

く眺めていると，「CD-RW の中の必要ないものは消してください」ということだとわかりました。失語症の人とのやりとりには，想像力も必要です。

3 イラストを描いてもらう

　Cさんは言葉を話したり，文字を書いたりすることは難しい人ですが，イラストを描いたり，ジェスチャーで表現することは上手です。右のイラストは，ご本人の誕生会のお話をしていたときに描いてくださったものです。お誕生会にはお子さんやお孫さんが7人集まり，お嫁さんからセーターをプレゼントしてもらったそうです。楽しそうですね。このように，言葉や文字が出にくい人には，イラストを描いてもらうことが有効なときもあります。

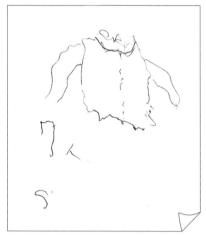

Cさんのイラスト：プレゼントのセーターとお誕生会に集まった人数「7」人

4 数字で会話する

　Dさんは野球が大好きな方です。D
さんにどのチームを応援しているかた
ずねると，真っ先に「神」と書いてく
れました。私が「阪神ですか？」とた
ずねると，にっこりして，右側に22,
下の方にも30, 22と数字を書きます。
いったい何の数字だろうと思っている
うちに，背番号だとひらめきました。
調べると，いずれもピッチャーの背番
号だったのです。Dさんは好きなピッ
チャーを数字で表してくれたのです。
「ピッチャーですか」とたずねると，

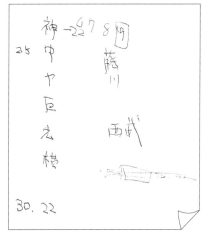

Dさんのメモ：プロ野球の順位と好きな
ピッチャーの背番号

にこりとして，6，7，8，9と書きました。そのピッチャーが6回から9
回まで投げたということが，会話の中からわかりました。
　その後，「神」の下に「中」「ヤ」「巨」「広」「横」と書いてくれました。
「中」の横に「2.5」。そうです。順位とゲーム差を書いてくれました。応援
する阪神が1位で，Dさんは上機嫌でした。Dさんのように言葉だけで表現
するのは苦手でも，数字には強い人もいます。

5 地図を使う

　地図は場所を示すのにたいへん役立
ちます。右の図はEさんと旅行の話を
したときのメモです。どこに行ったの
かなかなか言葉で出てこないEさん。
鉛筆と紙を渡すと，このような日本地
図を描き，丸をつけてくれました。
「青森ですか？」とたずねると大きく
うなずき，「長男」と書いてくれまし
た。「長男さんと青森へ旅行に行った
のですね」と問うと，またうなずいて
くれました。

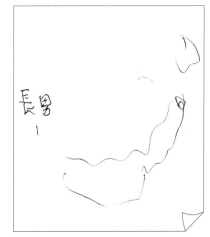

Eさんのメモ：長男と青森へ旅行に行っ
た

6 抽象的なことを伝えるには

　この日のグループの会話のテーマは,「私のストレス解消法」というちょっと難しいものでした。「ストレス解消法について話しましょう」と言葉でいいながら,紙に「ストレス」と書きました。ところがFさんは,「それ何ですか？わからない……」と困惑顔です。Fさんは耳で聞いても漢字や仮名を見ても,わからないときがたまにあります。他のメンバーが「ストレス発散だとわかる？」と聞くと,やはり「わからない」といいます。他の会話パートナーさんから「もっと他の言葉で置き換えてみたら？」との声があがりました。しかし,何という言葉に置き換えればいいのでしょう。「イライラ？」「だめ,わからない」「仕事がたくさんあって,疲れて……」。説明しようとすればするほど,ますますわかりにくくなります。

　しばらく「うーん」と沈黙。そのとき,一人の会話パートナーさんが以前の会話を思い出して,「Fさん自転車に乗りますね」とジェスチャーをまじえて聞きました。Fさんは大きくうなずきました。「自転車好きですか？」「はい」とまた大きくうなずきました。「自転車に乗るといい気持ちですか？すーっとしますか？」と聞くと「うん,いいねえ」と本人も自転車に乗るジェスチャーをして,うれしそうに答えました。「それ,ストレス解消」と文字を指さしましたら,「そうか,それか」とうなずきました。やっとわかってくれたようでした。もちろんFさんが「ストレス」という言葉を知らないということはないはずです。しかし,「ストレス」という言葉と言葉の意味が結びつかなかったのです。

　また,「わたしの失敗」というテーマで話をしたときのことです。Fさんはやはり耳で聞いても漢字を見ても「失敗」の意味がわかりませんでした。他のメンバーから「バカなこと」「ヘマ」などヒントが出てきましたが,やはりピンときません。そのとき,Fさんはひじで自分のコーヒーをひっくり返してしまいました。それを見た会話パートナーはすかさず,「それ,それが失敗ですよ」と話すと,「わかった。これが失敗。失敗,わかった」とみんなで大笑いになりました。Fさんのように意味理解障害が強い失語症の人との会話は色々な工夫が必要です。Fさんは身をもって体験したことと単語が結びつくことで言葉の世界を広げていくようにみえました。

7 家族図を使う

　同じく「わたしの失敗」のテーマで話した時のことです。Gさんはちょっと怒った顔で「母」と書きました。そして，その上に「×」を書きました。「お母さんがどんな失敗をしましたか？」とたずねると，首をかしげています。失語症の人はよく家族の呼び方が混乱するので，家族図を書き，「Gさんがいて，Gさんの奥様がいて，Gさんのお母さんがいて，このお母さんですか」とたずねると「奥さん」を指さします。「お母さんって奥さんのことですね」。Gさんは「うんうん」とうなずきました。

　さて，ここからです。奥さんが「×」。なぜ失敗なのか。「奥さんは『×』って，だめな人なの？　気が合わないの？」など，こちらの推察で話が進みそうだったとき，Gさんは，後ろに倒れるようなジェスチャーをしました。そして，手を顔の前にまっすぐ立て，目をつぶりました。「亡くなったの，奥さん？」「そう」。やっとわかりました。5年前に奥様が亡くなられてそれが「×」，悔しい，残念，失敗，ということだったのです。失語症の人は，関連した言葉や連想でイメージを広げていくことがよくあります。その内容のつらさと，それでもわかってもらえたうれしさとでGさんに少しゆがんだ笑顔がほころびました。

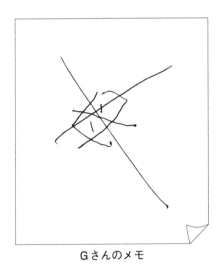

Gさんのメモ

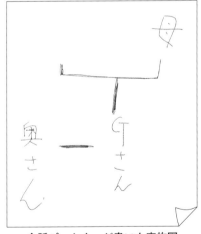

会話パートナーが書いた家族図

第2節 失語症の人と話そう！
──ボランティア，介護専門職，家族の事例

1 失語症の方々と会話ができる楽しみが増えました
──コミュニケーションの工夫・大切なツールの学びから

豊島智代

＜私の仕事＞

　私はケアマネジャーとして，介護保険利用者の方，ご家族の方の思いや考えを代弁し，地域で安心して生活するお手伝いをする仕事をしています。

　利用者のなかには自分の考えを伝えたくても我慢したり，伝えにくさがみられる方々もいらっしゃいます。実は，私も話をするときに緊張したり，これでよかったかしら，不安は解消できたかしら，思いを聞き取れていたかしら？と悶々としていた日々がずっとありました。

　居宅介護支援計画書（ケアプラン）作成には，利用者ご本人の思いが反映されるべきですが，失語症の方だとこれで良かったのか不安に思うこともありました。コミュニケーションの大切さを痛切に感じ，自分自身の苦手意識を克服するために，学びたいと思っていました。ご本人の気持ちをお聞きするための基本として，時間をかけ，はっきりと，ゆっくり，その方に合った伝達方法があることを教わりたいと思っていました。

＜事務所に届いた１枚のファックス＞

　そんななか，１枚の紙が事務所に届きました。それは板橋区で開催されている「失語症会話パートナー養成講座」の申込書でした。週５日間仕事があり多忙ではありましたが，迷いなく申し込みました。

　この講座は失語症の基礎知識を学ぶ「区民公開講座」というもので，公開講座受講後は，さらに演習や実習を経験する「失語症会話パートナー養成講座」に進むことができます。ケアマネジャーは「区民公開講座」のみが対象となっていたのですが，私の勘違いで「失語症会話パートナー養成講座」にも参加してしまいました。勘違いのおかげで実習や研修を経験することがで

き，修了後には会話パートナーとしての活動が待っていました。

＜会話パートナーとしての初めての実践＞

　今でも鮮明に覚えているのは初めての実習でのことです。失語症の方にご自分のお名前をお聞きしたところ，やや聞き取りにくかったものの，はっきりと「タンポポ」と答えて下さいました。私の頭のなかでは，花の「タンポポ」から離れる事ができません。

　身ぶりや手ぶり，教えて頂いたツール（文字やイラスト等）を使ってみましたが「タンポポ」と繰り返しおっしゃるだけでした。残り時間も少なくなり，私たちの会話を見守っていたパートナーさんが助け舟を出して下さり，「タンポポはデイサービス」と助言を下さいました。それまでうなずくのみだったやり取りでしたが，タンポポデイサービスの場所や，どのようなことをされているのか，週何回通われているのかなど会話が進み，ご自分の名前も白紙に書いて下さいました。

　その時の失語症の方の「わかってくれた」というお顔と，私の「やっとわかった」という安堵の気持ちが同時に伝わり合い，言葉の伝わり方の難しさも感じました。

　タンポポとは珍しい名前と思いましたが，残念ながら時間がなく由来をお聞きすることはできませんでした。私をじっと見守り，実習に参加して下さった失語症の方，会話の途中で遮ることなく，私たちの会話を気長に見守って下さった会話パートナーさんに感謝しています。

＜会話パートナーの活動に参加して＞

　会話パートナーとして自主グループで活動する時の心構えとしているのは，はっきりと聞き取りやすいように話しかけること，グループで使う名札，コピー用紙，筆記用具，ホワイトボード，カレンダー等のツール，座席順等を失語症の方々と一緒に当日準備することです。これらの準備は失語症の方と毎月相談して当番制で行っており，それによってお一人おひとりの個性を大切にしながら，お逢いすることができます。会のなかでは近況等を話し合ったり，それについての質疑応答もあって，自由に会話できることの大切さに気づかされています。

　また，ひらがなよりも漢字が読みやすいと教わりましたが，ひらがなは読めても漢字が読めない方もいらっしゃるなど，その方によって症状に違いがあることも知り，それぞれへの配慮が大切だともわかりました。

会話パートナーの活動をしているときには，私からは仕事の話は一切しないように気を付けています。自分から仕事の話をしてしまうと，相手の方が身構えてしまったり，話しにくくなったりする事を避けたかったのと，自由な会話の妨げになるのではと考えたからです。考えすぎかもしれませんが……。

私自身も，仕事から離れて失語症の方と会話すると，新しい発見があって，毎回とても新鮮で楽しい時間を過ごすことができます。

＜仕事を通して＞

介護保険の認定調査の仕事では，失語症の方，高次脳機能障害の方を担当することがあります。調査項目は 74 項目あり，身体機能や ADL の状態の他，氏名，生年月日，今の季節など，質問に答えていただく項目もあります。会話パートナーの勉強をする以前の私は，調査対象の方が失語症とわかっていても，話し言葉で質問を読み上げ，それにうなずかれたらわかっているものだとチェックしていました。失語症の研修を受けた現在は，話し言葉で伝えただけでは理解していないかもしれないので，白紙の紙を用意し，文字などを書いて指さしてもらったり，簡単で明瞭な方法を使って質問するようにしています。

このようなコミュニケーションへの配慮は，ケアプラン作成にも活かすことができていると感じます。失語症の方であっても，症状に対応した丁寧な聞き取りをすることによって，その方の思いをプランに反映することができ，その方の生活の全体像が見えてくるので，より良いプランが作れると思います。

失語症があってもリハビリで意思を伝えられるまで回復された方，まだまだ意思を伝えにくい方と，さまざまな方がいらっしゃいますが，失語症の研修を通じて学んだコミュニケーション方法やツールを活用して，今まで以上に在宅生活の支援につなげていきたいと思います。

2 いつのまにか 20 年

川合英子

失語症の人とのお付き合いを始めてもう 20 年余りになりました。今もいろいろな場で心に残るひと時を過ごさせていただいています。私にとって失語症の人と過ごす時間は，よく言われる「寄り添う」というより，のんびり友人のような気持ちでおしゃべりする，そんなひと時です。

＜失語症モード＞

　長い間，失語症の人とのお付き合いを重ねるうちに，いつしか私のなかに「失語症モード」とでもいうような，普段の自分とは違う会話のペースができたように感じています。その「失語症モード」には三つほどの要素があります。一つ目は会話のペース，テンポで，基本は「ゆっくり＋間」なのですが，特に「間」を長めにとることが普段との大きな違いです。失語症の人との会話では，まずゆっくり「待つ」ことを求められますが，自分自身を振り返ってみると「待つ」というより「見守る」という言葉のほうがしっくりします。相手の方の全体的な様子やしぐさを見守っているうちに，自ずと表情も見えて，気持ちを想像することもでき，時間の経過は気にならなくなります。

　二つ目は言葉の数で，余分な言葉はできるだけ使わず，失語症の人の言葉の量に少しでも近づけることを心がけています。それは結果的にこちらの話す時間を減らし，失語症の人の話を増やすというメリットにもなります。

　三つ目は語順で，一番大切なことを最初に，そのあとに説明を加えていく，言ってみれば英語の because のような形にすることです。大事なことを真っ先に，たとえば「雨なので中止です」ではなくて，「中止です。雨だから」と言うようにしています。

　失語症の人にお会いすると，いつもの「通常モード」から「失語症モード」へ自動的にスイッチが切り替わっているような気がします。

＜言葉にならない思いを＞

　また，失語症の人との会話では「確認が大切」といつも言われるのですが，つい確認せぬまま先に進んでしまい，後で落ち込むこともたびたびあります。確認は，相手の方の言葉をきちんと理解するために欠かせないのですが，しかし，ただ言葉を確認できればそれでよしとするのではなく，数少ない言葉の向こうにあるもの，心のなかにあっても言葉にならない思いを言葉とともに探ることのほうがもっと大切なのではないかと思っています。

　失語症の人との会話では，私はオウム返しに言葉を返すことが多いのですが，確認しようと思うときは，語尾を上げてオウム返しで問いかけて，相手の方の様子を見るようにします。そして，わかったと思うことももう一度言ってみたりします。こちらとしては言葉を繰り返せばその意味を味わうこともでき，その言葉の奥，その背景に思いを馳せることができます。それを自分の心に取り込むことでその人の側に立ち，その人と同じ方向を向くこと

ができます。

　話題を広げ，発展させることも楽しいですが，ただ思いを共有しながら共にひと時を過ごすことも，その方の人生にちょっと触れられたような感じがして心に残ります。

　ただ，失語症の方々のなかにはジェスチャーだけで表現される方や，言葉はおっしゃらず部分的な文字だけを書かれる方もいらっしゃいます。その場合でもその方の表情を見ながら，こちらが思う言葉を添えてジェスチャーを真似してみたり絵を描いたり，「これかな？」と思う文字を書いたりしながら話をつなげていけば，何かわかることが出てきます。

　このような確認をしても，どうしてもわからないこともよくあります。そんなときもゆっくりあいづちを打ちながら耳を傾けていると，話の大きな流れが見えてくることがあって，そうしたらタイミングを図ってその方の表情を見ながら，ポイントとなる言葉を推測して，順を追ってつないでいくと話の意図がなんとなく伝わってきたりします。とぎれとぎれの線，かすんでよく見えない線をなぞり書きしてたどるような感じかもしれません。

＜いつもの帰り道で＞

　そして帰り道では，その日のやり取り一つひとつをひたすら振り返ります。何をおっしゃりたかったのか……，どうしたらよかったのか……と，さまざまなことが頭のなかを巡ります。たとえ会話がうまく進んだと思っても思い返せば，あれは私の思い込みだったかもしれないと新しい疑問が湧きます。話の流れをたどることに気を取られて，帰りのバスを降り損ねてしまったこともありますが，とにかくひととおり思い返してみないと落ち着かないのです。

　そんなふうにさまざまなやり取りを重ねていくと相手の方の思いがじわじわと私の心のなかにも広がってきて，その方の「人となり」や「生き方」が垣間見えて，ほんのひと時だけでもその方と共に歩んでいるような感覚になります。

　経験したことのない者には想像もつかないような日々を乗り越えながら，周囲に温かく接してくださる失語症の方々の「胸の内にあるものを知りたい」というのが私の願いです。それは毎日のたくさんの「言葉での会話」では得られないものだと思っています。失語症の方々の日々を歩む姿に大きな力をいただいているような気がしています。

3 「お父さんとまたおしゃべりしたい！」
──会話パートナーになった私が思うこと

那和雪乃

＜父が失語症になる＞

　私の父は2012（平成24）年2月，57歳の時に，2度目のクモ膜下出血を発症しました。手術により命は取り留めましたが，父は言葉がスムーズに出なくなっていました。何か話そうとしますが，なかなか言葉になりません。やっと言葉になっても，違う名前だったり違う単語だったり。間違えていることに気がついていないことも度々ありました。それでも私たち家族は，大きな手術の後だから話せなくなっているだけだろうと思っていました。

　しかし，父の言葉が戻ってくることはなく，まもなく父は失語症と診断されました。私は，父が病気になるまで失語症という言葉すら知りませんでした。失語症についての知識が私には全く無かったので，父に起こった変化を正確に理解することができませんでしたし，父をどのように支えていけばいいのか分かりませんでした。

＜会話パートナーとの出会いと活動を通して感じたこと＞

　失語症について調べるうちに，会話パートナーという活動を知りました。何かできることはないのか，居ても立ってもいられない気持ちだった私は，すぐに「失語症会話パートナー養成講座」を受講したのです。講座では，失語症をもつ方に伝わりやすい話し方や情報の伝え方など，具体的な技術を学ぶことができました。

　失語症について勉強を始めた当初は，父と話をしたいという思いだけでいっぱいでしたが，受講するうちに，微力ながら私も何かお手伝いをしたいと考えるようになりました。講座修了後は，実習で参加した友の会で会話パートナーとして活動を始めました。

　活動を通して，コミュニケーションにはさまざまな方法があり，なめらかな会話だけが意思疎通の手段ではないことを実感しています。何よりも相手の話をよく「聞く」ことがとても大切だと思うようになりました。そして今まで思っていた以上に，相手の表情や雰囲気など，言葉以外の部分から伝わってくる気持ちがたくさんあることに，改めて気がつきました。

　失語症をもつ皆さんにとって，友の会などの集まりが，楽しい，ほっとする時間を過ごすことができる場所であったら嬉しく思います。私にできるお手伝いはささやかなものですが，皆さんの「話したい」という気持ちにつな

がるといいな，と思っています。

<会話パートナーと家族との違い>

　会話パートナーとして活動しているときは，全く知らない方と初めてお話しすることが多いので，失語症の有る無しに関わらず，とても緊張しましたし，難しいと感じることがありました。ただ，病気前の様子を知りませんので，病気後の失語症をもった皆さんにも，フラットな気持ちで接することができたと思います。

　私が活動していた友の会は，失語の程度も，病気からの経過時間もさまざまな方たちが参加していたので，知識としてはもっていた「失語症の症状は人それぞれ違う」ということを，改めて実感しました。さまざまな方とお会いするうちに，父も徐々に話ができるようになるかもしれないと思えるようになりましたし，友の会での体験は私の心も癒してくれました。

　一方で，父と話をする時には，病気になる前の父を知っているがゆえに，もどかしさや悔しさを感じてしまうこともあり，それが私の口調や態度にも出てしまって，お互いに辛くなってしまうこともありました。

　会話パートナーとしての活動時は，養成講座で学んだ，相手の会話をじっくり待つこと，会話のポイントを筆記することなど，失語症のある方とのコミュニケーション方法を意識して話をするよう心掛けていましたが，毎日の家族の会話となると，教科書の通りにはできないことばかりです。会話のすべてを筆記するのは現実的ではありませんし，会話がほとんどなくても，日常的な暮らしは送ることができてしまいます。家族で会話をしている時も，父は黙っていることが多く，改めて聞けば「分かっている」と答えてくれますが，どこまで正確に伝わっているのか，今でも判断が難しいと感じます。

<家族として触れる会話パートナー>

　父の失語は，発症直後に比べれば回復しましたが，ある程度のところで横ばいの状況です。リハビリ専門病院を退院すると，会話の訓練をする場は一気になくなってしまいました。発症後の約10年で，父は言いたいことを伝わるように言葉にすることも，他の人に聞こえるような大きさの声を出すことも，徐々に難しくなってしまったように見えます。

　このような状況で，会話パートナーさんと話ができる会の存在は，とても大きいものだと感じています。父は現在，会話サロンに月に1度参加しています。サロンでは，父のことを全く知らない会話パートナーさんが，スムー

ズではない父の話を一生懸命聞いてくれます。父も，初めてお会いした方に向けて，何とか思いを伝えようと一生懸命話をしているようです。サロンで会話をすることで，父の話をする機能は保たれていると思っています。このような場所があることは，父にも家族にも，大変ありがたいことだと思います。

　今，私は会話パートナーの活動をお休みしていますが，いずれ復帰したいと考えています。そして，父を手伝ってくれた皆さんの温かさを，今度は私がお返ししたいと思っています。

4　居心地の良い「井戸端会議」──グループ会話のサポート

新村みどり

＜失語症会話パートナー養成講座を受けて自主グループへ＞

　10年ほど前，私は福祉センターで失語症会話パートナーを募集していることを知り，養成講座を受けました。この講座では，失語症について学ぶとともに，失語症の人と会話する実習もありました。初めて失語症の人と話した時のことはよく覚えています。相手の方が言葉に詰まって「えーっと，えーっと」となると，「困っておられるけど，何とおっしゃりたいのか私には察することができない！」とドキドキして，頭のなかが真っ白になりました。

　講座修了後は，失語症の女性ばかりの自主グループに入れていただくことにしました。受講中に見学し，失語症の人たちが楽しそうにおしゃべりしているのが印象的だったからです。現在このグループは，メンバー4名，会話パートナー3名で活動しています。グループの合言葉は「女性だけの井戸端会議」。話題は，近況，健康，趣味，最近のニュースなど多岐にわたります。近所のスーパーのセール情報や緑道で咲いていた季節の花など，ごく身近な話題もあり，皆でおしゃべりを楽しんでいます。

　講座だけでは自信のなかった私ですが，自主グループに入ると，先輩の会話パートナーからいろいろアドバイスをいただくことができ，恵まれた環境でした。自主グループでは，メンバーの横に座り，その方が会話内容を理解できるようサポートします。言いたいことを「察する」よりは容易にできそうに思われましたが，その方に合わせて書き方を工夫するのは意外と難しい。表情から理解度を「察する」ようアドバイスされても，新人には気づけないことが度々ありました。

<井戸端会議ではなく，インタビュー会？>

　そんなある日，先輩方の都合が悪くなり，会話パートナーが私一人になってしまったことがありました。私は総合司会になった気分で，緊張しながら臨みました。まず，隣のＡさんが近況を話されます。私は研修で習ったことを思い出し，なるべく丁寧に確認をしながら話を聞きました。その間，他のメンバーはうなずいたり，笑ったりされていました。次にＢさんが発表され，そしてＣさん。会が終わった時，私は喉がカラカラになっていました。そして帰り路，いつもと雰囲気が違っていたと感じていました。メンバーの皆さんは各々ご自分のことはたくさん話して下さいましたが，他のメンバーの話に対してコメントしたり，質問したりされることが，あまりなかったのです。私がお一人ずつインタビューして終わってしまったようでした。

　井戸端会議がなぜインタビュー会になってしまったのか。当時の私にはわかりませんでした。でもその後も活動に参加するうち，活発な会話が生まれるには各人が話の内容をしっかり理解することが大切であると痛感するようになりました。今では，この失敗は，私が話を聞くことに精一杯で，他のメンバーがどれだけ理解できているか，どれだけ話についてきているか，注意できていなかったためだと考えています。おそらく，発言内容を確認することに気を取られて言葉数が多くなり，早口になっていたのだと思います。

<「理解」のサポートの大切さ>

　「理解」というと，「理解した」「理解できなかった」の二者択一と考えていましたが，実際は「理解」には程度があると思うようになりました。話の一部がわかっただけで（失語症の人だけでなく誰でも）「理解した！」と納得し，他に情報があることに気づいていないことがあるのです。例えば，「結婚記念日には，夫と日本酒でお祝いすることにしています」という発言に，「夫，お祝いする」という部分のみ理解された方は，「仲の良いご夫婦だな」と思っただけで，話が終わってしまうかもしれません。でも，会話パートナーが「結婚記念日→日本酒」と書いて情報を追加すると，「ご自宅？レストラン？」「日本酒の銘柄は決まっているの？」など，質問が出てくるかもしれません。話の細部まで理解できた方がより興味がわき，発言者に質問したりするようになるのではないでしょうか。そう考えると，先輩方が「理解」のサポートを大切にされてきた理由がわかった気がしました。

　コロナ禍では，会話のサポート法を変更しなければなりませんでした。以前は，メンバーの隣に座り，その方と小声で話しながら，メモ書きのような

形でサポートしていました。コロナ禍になってからは「ソーシャルディスタンス」を取らなければならなくなり，全員から見えるようホワイトボードに整理し，まとめて書くようになりました。「まとめる」といっても，細部も必要です。あるメンバーが旅行に行った話をされました。「4人で行ったんです」すぐには，どなたからも反応がありません。でもホワイトボードに「4人」と書くと，それに気づいた方が「4人で行ったんですか？」と質問され，「そうなんです。メンバーは○○……」と話が続いていったのです。

＜居心地の良い井戸端会議とは＞

　「井戸端会議」と聞くと，発言が飛び交い，賑やかなイメージがあるかもしれません。確かに賑やかな時もありますが，誰も話していない沈黙の時間が続くこともあります。新人の頃，沈黙の時間になったら会話パートナーから話題を出した方がよいですか？と先輩に聞いたことがあります。誰も話していない時間があっても構わない，ゆっくり待ちましょう，各々が何を話そうか考えているのだから，とのことでした。このグループで居心地の良いおしゃべりができているのは，理解できるよう丁寧なサポートを目指しているのに加えて，話したり考えたりすることを急かさない，この「ゆっくり感」ではないかと考えています。そして私もこの「ゆっくり感」に浸りながら，「井戸端会議」を楽しんでいます。

5　失語症者向け意思疎通支援者養成講座を受講して

鈴木誠好

＜受講のきっかけ＞

　私は仕事で介護保険の認定調査員をしています。介護保険を使ったサービスが必要な方々の元へ訪問し，身体の状況や生活で困っていることなどを聞き取り，報告書にまとめる仕事です。私が以前，調査に行って印象に残っている方の話をしたいと思います。

　かれこれ10年以上も前のことですが，脳疾患を発症し，失語症，右半身麻痺になった方がいました。その方の調査では，話せる方だと思っていたため，普段どおりの会話のスピードで質問しましたが，その方はたまにうなずく程度で期待していた返答がありませんでした。そのことが私のなかで引っ掛かっていたときに，たまたまテレビで失語症会話パートナーをされている方の放送を見ました。それがきっかけで，失語症者向け意思疎通支援者養成講座を受講しました。

＜コミュニケーションの方法を学んで＞

　受講後，先述の方と似たような方の調査依頼を受けました。この方も右半身麻痺と失語症がある方で，調査前に奥様から本人は全く話せないと聞いていました。本人も表情がない状況でしたが，本人と会話をしたいと思い，養成講座で習った，はっきりした言葉でゆっくり，文字，絵等を使い実践してみました。そうしたら，こちらが質問した内容にすべて答えることができ，同席していた奥様，ケアマネジャーが驚き，感動されていました。このときの本人の笑顔が今でも印象に残っています。

　しかし，ご家族によっては「話せません」「質問の理解ができません」と言われ，本人が答えさせてもらえないことがあります。最初から話せないと決めつけられては、笑顔を見ることができません。こういうときは、いつも残念に思います。

　失語症の方は頭のなかでわかっていても，違う言葉が出てしまう方が多く，助け舟を出すタイミングを見ながらゆっくり待つことが大切だと思います。また，周りの方々が失語症の方は話せないと思っているだけで，コミュニケーションの方法を学べば，会話は弾みます。養成講座を通して，私はこの方法を学んだと思います。

＜失語症友の会で＞

　現在，流山失語症友の会に月一回，支援者として参加しています。最初に当事者同士で自己紹介や近況報告の内容を板書します。グループディスカッションの時はテーマにそって会話をしますが，当事者の方が言葉にできないとき，円滑に話せるように支援を行っています。まるで言葉のクイズです。どこまで理解してくれたか，毎回自信がありませんが，当事者の方から「来て良かった。楽しかった」と言って貰えるように，失語症の方との会話を楽しみながら潜在能力を引き出すお手伝いをしていきたいと思います。

　井関陸栄さんは，月に 2 回要町の和音事務所で開かれる失語症会話サロン（要町サロン）に参加されていました（本章第 3 節 3）。インタビューは，2 名の会話パートナーがあらかじめ紙に書いた質問と答えの選択肢をお見せしながら行い，また会話の合間にも紙に書いて確認しながら行いました。

笑って楽しいから行く

会話パートナー（以下，P）　井関さんはここ 6 年ほど要町サロンに参加されていますね。感想を聞かせてください。

井関　楽しいね。笑って話せるから。話が難しい時もあるけど，書いてくれるからわかる（サロンでは，会話パートナーが白板に話されている内容の要点を筆記し，また隣に座って個人的に書いて支援もします）。

P　楽しい理由は何ですか？（①自分が話せるから，②自分の話を皆が聞いてくれるから，③皆の話を聞けるから，を提示）

井関　（②を指さして）でも，話せないから，黙っている時もある。でも，（会話パートナーが）書いてくれると，話せる。隣の N さんが，私が書き写しているのを見て，すごいなぁと言った（笑）。

P　（③を示しながら）皆さんの話が聞けるのも楽しいですか？

井関　楽しい。書いてくれるとよくわかるから。皆の顔を見ながら，腰が痛いのか（笑），孫のこと頑張っているな，とか。そうすると，自分も孫の話をできるし，楽しい。

P　サロンの皆さんは，失語症でもそれぞれ症状が違いますね。T さんはあまり話さない……。

井関　でも，あの人は絵がうまいから，わかる。

P　H さんは？

井関　よく皆のこと見てるね。

P　K さんは？

井関　あの人は喋らないけど，いい人だよ。無駄なことは喋らない。俺と同じ（笑）。

P　N さんは？　この前，雨が降ったとき，自分の車で帰ろうと井関さんを誘ってくれていましたね。

井関　はい，乗せてもらいました。車の中でずっと喋ってた。だから，私もずっと喋った。

P　あら，どんなこと？

井関　よくわからなかった（笑）。

P　要町駅から事務所までは，歩いて 10 分くらいかかりますね。

井関　そう。家からも遠い。でも，歩きながら，皆は何してるのかなと
　　思って。行くと，笑って楽しいから，行こうと思う。

会話パートナーと一緒に
P　私たち会話パートナーは，失語症の人と話すためには，「書いたり
　　ゆっくり話す」と学んだのですが，役に立っていますか？

井関　そりゃ，もう。書いてくれるとよくわかるから。本当にありがた
　　いと思っています。

P　まあ，よかった。ありがたいなんて，こちらこそ恐縮します。4 月
　　に東村山で開かれた失語症カフェ 1 周年の集まりに，一緒に行きまし
　　たね。

井関　遠かったけど，（会話パートナーが）一緒に行くと言ったから行
　　けました。

P　初めて会う失語症の人たちの姿を見て，どう思われましたか？

井関　頑張っているなぁと思った。でも，喋れないから（黙ってた）。

P　でも，井関さん，飛び入りで歌を歌ったじゃないですか（笑）。

井関　気持ちがあるときは，楽しくなるから（笑）。

P　井関さんは地元の障害者センターでコーラスにも参加しています
　　ね。

井関　そうです。でも，コーラスに行くと，皆話すのが早いから，よく
　　わからない。だから，適当に（笑）。でも，ここは書いてくれるか
　　ら，わかる。

P　お家では，サロンのこと奥さんにお話ししていますか？

井関　しない（笑）。いつもサロンから帰ってくると「今日は何をして
　　きたの？」と聞かれるけど，俺は話せないから適当に（笑）。早くテ
　　レビを見たいから，（いろいろと聞かれても）「もう終わり」と言っ
　　て，テレビを見る（笑）。

話し手　井関陸栄
聞き手　佐々木恵子（会話パートナー）
　　　　安田容子（会話パートナー）
（「和音通信」26 号，2017 年より転載）

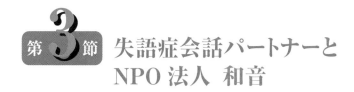

第3節 失語症会話パートナーと NPO 法人 和音

1 失語症会話パートナーとは

　失語症の人は，スムーズに会話をするのが難しくなります。第4章第1節でも述べたように，会話はキャッチボールです。失語症の人がうまく話せないのならば，会話の相手，つまり私たちが失語症について学び，会話をサポートし，キャッチボールを続けたいものです。

＜失語症会話パートナー養成講座のはじまり＞

　支援してくれる人は大勢いればいるほど，失語症の人が社会参加する道が広がります。NPO 法人和音（当時は地域 ST 連絡会失語症会話パートナー養成部会）は 2000（平成 12）年から，失語症の人と上手にコミュニケーションできる人を増やすために，本書に紹介したような練習問題などを使ってコミュニケーションの方法を学ぶ講座を開催してきました。そして，この講座を修了した人を「失語症会話パートナー」と呼んできました。当初は講座の名称も「失語症会話パートナー養成講座」としていました。

＜失語症コミュニケーション支援講座へ＞

　時代は移り，2013（平成 25）年度からは「失語症コミュニケーション支援講座」と名称を変え，ステップアップ形式としました。広く基礎知識だけを学びたい層にも，会話スキルをしっかり体得したい層にも応えられるようにしたのです。基礎知識のみをまず学び，その後のロールプレイや会話の実践へと進み，失語症者の集まりでの支援体験まで受講された人に，修了証を発行するしくみです。基礎講座だけを学ぶことや年度をまたいで次のステップに進むこともできるようになりました（図5－1）。

図 5 − 1　2023 年度　失語症コミュニケーション
支援講座　ポスターの一部

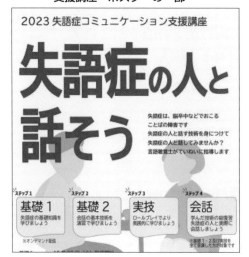

<さまざまな場で活用>

　最近は，全国で失語症者向け意思疎通支援者の養成が実施されるようになり，会話スキルを学ぶ機会は増えました。しかし制度としての支援者になりたい人ばかりではなく，発症後や退院後の生活に不安をもつ失語症の人の家族や友人，仕事上失語症の人と会話をする必要がある介護職や看護職の人などが多く受講されます。修了者はボランティアとしての活動に限らず，仕事の場，家庭などで，学んだ知識や技術を役立てています。本章の第 2 節にさまざまな場での活動の事例を紹介しています。実際の場での具体的な様子が分かりますので，ご参照ください。

2　失語症コミュニケーション支援講座の構成

<講座の概要>

　NPO 法人和音が実施している失語症コミュニケーション支援講座の具体的な構成を紹介します。

　講座は講義，ロールプレイ，失語症の人との実際の会話練習を組み合わせて行われます。毎年，改良が重ねられ 2013（平成 25）年からは図 5 − 2 のような構成です。

　講義では動画を見ながら，失語症についての知識や会話の方法の基本を学びます。ロールプレイでは 2 ～ 3 人の小グループで失語症役と会話パートナー役になって実際の場面を想定した会話を行います。会話練習では講習会場に講師として来ていただいた失語症の人と実際に会話をします。その後失

語症友の会や地域の失語症の人の集まりに参加して，失語症の人と話す機会をもちます。会話練習や実習の前後には担当の言語聴覚士からアドバイスを受けます。

図5－2　支援講座の構成（基本のステップアップ講座と実習）

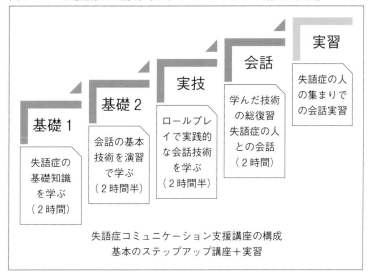

<＜受講者の推移＞>

　コミュニケーションの実習は一斉にできるものではないので，少人数で丁寧に行ってきました。その時々の時勢に合わせて，講座形態も工夫し，コロナ禍では，オンライン講座も始まりました。2023（令和5）年までの24年間で，このオンラインを含めて基礎知識の講座の受講者は724名，実習まで修了した方は404名になりました（図5－3）。今後も少しでも「失語症の人と話す」ことができる人を増やしたいと思います。

　NPO法人和音の講座では，失語症の人の思いを知りたいという気持ちを大切に，失語症についての知識を得たうえで，失語症の人との会話の方法が身に付くまで練習を繰り返すことが必要と考え，演習を最も大切にしています。是非，第4章の練習問題を繰り返しやってみて下さい。

図5－3　基礎講座受講者の推移

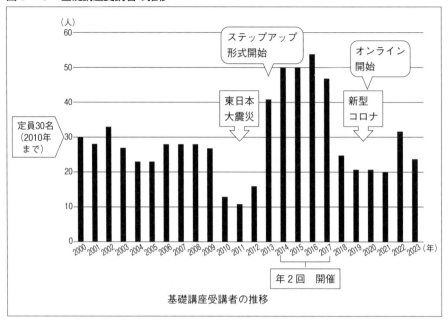

基礎講座受講者の推移

3　失語症の人の社会参加を目指して
──NPO 法人和音の活動

　NPO 法人和音では，2005（平成 17）年の設立以来，失語症についての正しい知識の啓発と，失語症の人の社会参加を支援することを目指して活動を続けてきました。特に力を入れているのが失語症の人とのコミュニケーション方法の普及と実践です。

＜失語症の人とのコミュニケーション方法の普及＞

　和音設立のきっかけとなった「失語症会話パートナー養成講座」は，現在「失語症コミュニケーション支援講座」として，自分の目的と時間に合わせてステップアップしながら受講できるような形に変わっています（前項参照）。けれども，この講座により失語症をよくわかる人を地域に増やし，失語症の人が暮らしやすい社会にしたいという私たちの思いは変わりません。全課程を修了し，失語症会話パートナーとなった方は，400 名を超えました。

　全国各地からの要請にも応えて，北は北海道から南は沖縄まで，失語症の知識と会話のコツと，その背景をなす和音の考え方を伝えてきました。その後，同じ思いを共有した言語聴覚士によって失語症会話パートナーの養成が始まり，会話パートナーによる失語症の人の支援が広がっている地域も増え

ています。本章第2節には，和音以外の講座で学んだ方にも会話パートナーとしての活動と感想を綴っていただきましたが，地域や立場の違いはあっても，同じ思いをもって活動していることがわかります。

2018（平成30）年より全国で失語症者向け意思疎通支援事業が始まり（第2章第4節），国の公的な福祉制度として，失語症の人がコミュニケーションの面から支援されることになりました。これは失語症の人の社会参加に向けた大きな一歩です。世界初の国の取り組みです。ここに至るまでには，失語症の人たちによる国への辛抱強い働きかけがありました。そして，その背景には，失語症の人の発言の機会を広げ，自信をもって活動できるまでに背中を押してきた会話パートナーの活躍があったと，和音は確信しています。

＜コミュニケーション支援と失語症の人の社会参加＞

また，和音では，「失語症会話サロン」を開いて，失語症の人に会話と交流を楽しむ場を提供しています。ここでは，失語症の人が会話パートナーとじっくり話をしたり，失語症の人同士が関心のある話題で盛り上がって，親睦を深める姿を見ることができます。コロナ禍では「オンライン失語症カフェ」を開催し，全国の失語症の人と会話パートナーが参加して交流を楽しみました。いずれの場でも，会話パートナーは，参加者の話を聞き取って相手に伝えるとともに，要点を紙やホワイトボードに書いて，失語症の人の「話したい」思いを支援します。

失語症の人にもわかりやすく，ホワイドボードなどに要点を書き出す技術は，会話パートナーと言語聴覚士が共同で考えたものです。失語症の人が参加する会議や，講演会，学会でも取り入れられ，情報保障の役割を担ってきました。社会参加の後押しをする一助になっているといえるでしょう。

会話パートナーの多くは，地域の失語症の人たちの集まりでボランティアとして活動しています。会話を楽しみ，時には会話の枠を超えて，生活に寄り添う隣人となって，地域で失語症の人たちの生活を支え，信頼関係を築いています。また，家庭で失語症の人を支える家族や，職場で失語症の人にかかわる看護師，ヘルパー，ケアマネジャー，リハビリテーション専門職の中にも講座を受講される方がいます。このように，少しずつではありますが，失語症会話パートナー，すなわち失語症を正しく理解して，会話のコツを用いて，失語症の人の思いに寄り添った会話ができる人が，失語症の人の周りにいるようになりました。

＜コミュニケーションの支援者に役立つ取り組み＞

　会話パートナーも，都道府県で養成される意思疎通支援者も，会話に用いる技術やその心構えは変わりませんが，いずれも一朝一夕で身につくものではありません。技術を向上させ，息の長い活動を続けるために，和音ではフォローアップ講座を開いて研鑽の機会を設けています。近年オンラインで開催したところ，首都圏だけでなく，遠方からの参加があり，関心の高さがうかがえました。このような会話パートナー同士の交流が広がることは，活動を続ける原動力になるだろうと思っています。失語症の人の家族に特化した勉強会と交流会も開催しています。

　また，会話パートナーや失語症の人への意思疎通支援について知りたい方には『見てわかる失語症会話パートナー入門』というDVD，看護や介護に忙しい家族には，短い時間で失語症が学べる小冊子『家族のための支援ガイド』を作成し，頒布しています。失語症の人との会話に役立つ「会話支援のためのリソース手帳」（p.146）や「会話支援シート」（p.146）も制作しています。失語症の人が社会で生活を送るために必要なものは何か，今後も調査・検討しながら，お役立ちグッズを提供していきたいと思っています。

　和音は，失語症があっても普通に生活できる社会を目指して，活動を続けています。

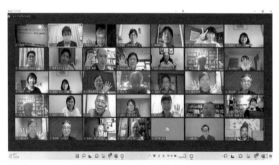

写真5-1　和音オンライン失語症カフェ写真

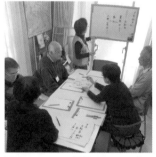

写真5-2　要町サロン（コラム6参照）

第2部　会話のスキルアップ
チェック！　10問の答え

問題	1問	2問	3問	4問	5問	6問	7問	8問	9問	10問
正答	○	×	×	×	×	×	○	×	×	○
参考頁	108	140, 143	92	96	128	87, 97	105	147	159	148

参考図書

加藤正弘・小嶋知幸監修『失語症のすべてがわかる本（健康ライブラリー　イラスト版）』講談社，2006.

遠藤尚志『失語症の理解とケア』雲母書房，2011.

佐野洋子・加藤正弘『脳が言葉を取り戻すとき ―失語症のカルテから』新興医学出版社，2014.

NPO 法人全国失語症友の会連合会編『易しい失語症の本』NPO 法人全国失語症友の会連合会，2003.

鈴木勉編，有賀恵子ほか著『大人の失語症と子どもの失語症 ―家族と支援者のためのハンドブック』NPO 法人全国失語症友の会連合会，2016.

山鳥重『言葉と脳と心 ―失語症とは何か』講談社，2011.

石合純夫『高次脳機能障害学 第 3 版』医歯薬出版，2022.

長谷川幹『リハビリ ―生きる力を引き出す』岩波書店，2019.

長谷川幸子・長田乾・長谷川幹編『脳卒中・脳外傷者のためのお助けガイド』青海社，2023.

中川信子・阿部厚仁監修，障害のある人とともに生きる本編集委員会編著『ことばの不自由な人をよく知る本』合同出版，2023.

ニック・エンフィールド著，夏目大訳『会話の科学 ―あなたはなぜ「え？」と言ってしまうのか―』文藝春秋，2023.

闘病記

平澤哲哉『失語症者，言語聴覚士になる ―ことばを失った人は何を求めているのか―』雲母書房，2003.

関啓子『「話せない」と言えるまで ―言語聴覚士を襲った高次脳機能障害』医学書院，2013.

秋津じゅん『再び話せなくなるまえに ―小児神経科医の壊れた言語脳』星和書店，2019.

米谷瑞恵著，あらいぴろよ絵『こう見えて失語症です』主婦の友社，2022.

清水ちなみ『失くした「言葉」を取り戻すまで ―脳梗塞で左脳の 1/4 が壊れた私』文藝春秋，2023.

横張琴子『生命の灯ふたたび 2 ―脳卒中後の重い障害を越えて創った作品集』新興医学出版社，2016.

スージー・パー著，遠藤尚志訳『失語症をもって生きる ―イギリスの脳卒中体験者 50 人の証言』筒井書房，1998.

大田仁史・遠藤尚志・失語症者家族著，NPO 法人全国失語症友の会連合会監修『対談集「失語症」と言われたあなたへ』エスコアール，2008.

鈴木大介『脳が壊れた』新潮社，2016.

鈴木大介『脳は回復する ―高次脳機能障害からの脱出』新潮社，2018.

NPO 法人和音の制作物（npowaon.jp）
DVD『見てわかる失語症会話パートナー入門』
「身近な人が失語症になったら…家族のための支援ガイド〈第 3 版〉」
「会話支援のためのリソース手帳」
「会話支援シート（無料)」
「緊急支援お願いカード（無料)」

◈ 編者紹介 ◈

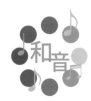

NPO 法人
言語障害者の社会参加を支援する
パートナーの会 和音

NPO 法人 言語障害者の社会参加を支援するパートナーの会 和音は，地域 ST 連絡会という東京近郊で地域リハビリテーションにかかわる言語聴覚士の団体を母体として，2005（平成 17）年 4 月に設立された非営利団体である。地域 ST 連絡会では，2000（平成 12）年に失語症会話パートナー養成部会を発足させ，失語症会話パートナーの養成を行ってきた。その活動をさらに発展させ，障害をもつ当事者と，その支援者である会話パートナーと，専門職である言語聴覚士が手をつないでコミュニケーションのバリアフリーを進め，障害があっても安心して生活できる社会づくりを目指して設立されたのが NPO 法人和音である。活動の詳細は，第 5 章第 3 節 3「失語症の人の社会参加を目指して——NPO 法人和音の活動」を参照されたい。

連絡先：

〒 171 - 0042　東京都豊島区高松 2 - 48 - 3 杏コート・W 100 号

TEL／FAX　03 - 3958 - 1970

E メール　home@npowaon.jp

ホームページ　npowaon.jp

◆ 執筆者一覧 ◆

相見 優子 （あいみ・ゆうこ）‥‥‥‥‥‥‥‥‥‥‥‥‥‥‥‥‥ 第1章第1節1
言語聴覚士

※安保 直子 （あぼう・なおこ）‥‥‥‥‥ 第2章第4節，第3章第5節，第4章第5節
言語聴覚士

石戸 純子 （いしど・じゅんこ）‥‥‥‥‥‥‥‥‥‥‥‥‥ 第3章第1節～第3節
言語聴覚士

※宇野 園子 （うの・そのこ）‥‥ 第4章第3節・第6節・第7節1～3・5，第5章第3節3
言語聴覚士

木村 逸子 （きむら・いつこ）‥‥‥‥‥‥‥‥‥‥‥‥‥‥ 第1章第4節・第5節
言語聴覚士

※小林 久子 （こばやし・ひさこ）‥‥ 第3章第4節，第4章第1節・第2節，第5章第3節1・2
言語聴覚士

佐藤 ゆう子 （さとう・ゆうこ）‥‥‥‥‥‥‥‥‥‥‥‥‥‥ 第1章第2節・第3節
言語聴覚士

清水 美緒子 （しみず・みおこ）‥‥‥‥‥‥‥‥‥‥‥‥‥‥‥‥ 第4章第7節4
言語聴覚士

鈴木 和子 （すずき・かずこ）‥‥‥‥‥‥‥‥‥‥‥‥‥‥ 第3章第1節～第3節
言語聴覚士

田村 洋子 （たむら・ようこ）‥‥‥‥‥ 第1章第6節，第2章第1節・第3節1・2
言語聴覚士

西脇 恵子 （にしわき・けいこ）‥‥‥‥‥‥‥‥‥ 第1章第1節，第2章第2節
言語聴覚士

根岸 真理子 （ねぎし・まりこ）‥‥‥‥‥‥‥‥‥‥‥‥‥‥ 第1章第2節・第3節
言語聴覚士

野副 めぐみ （のぞえ・めぐみ）‥‥‥‥‥‥‥‥‥‥ 第2章第3節3，第5章第1節
言語聴覚士

※松田 江美子 （まつだ・えみこ）‥‥‥‥‥‥‥‥‥‥‥‥‥‥‥‥‥ 第4章第4節
言語聴覚士

松本 幸子 （まつもと・ゆきこ）‥‥‥‥‥‥‥‥‥‥‥‥‥‥‥‥‥ 第1章第5節
言語聴覚士

（五十音順，※は編集委員を示す）

三訂　失語症の人と話そう

失語症の理解と豊かなコミュニケーションのために

2004 年 8 月 1 日　初版発行
2008 年 7 月 20 日　改訂版発行
2024 年 6 月 30 日　三訂版発行

編集………………NPO 法人
　　　　　　　　　言語障害者の社会参加を支援するパートナーの会　和音

発行者…………荘村明彦

発行所…………中央法規出版株式会社
　　　　　　　　〒 110-0016　東京都台東区台東 3-29-1 中央法規ビル
　　　　　　　　TEL 03-6387-3196
　　　　　　　　https://www.chuohoki.co.jp/

装幀・本文デザイン……岡本明

本文イラスト………………ネギシタケハル
　　　　　　　　　　メディカ　川本満

印刷・製本…………………サンメッセ株式会社

定価はカバーに表示してあります。

ISBN978-4-8243-0079-9

落丁本・乱丁本はお取り替えいたします。